Heike Höfler

Energiequelle Beckenboden

Wirkungsvolle Übungen für mehr Lebensqualität und Kraft

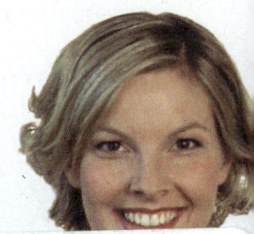

AF203130

Haben Sie Fragen an den Verlag?
Anregungen zum Buch?
Erfahrungen, die Sie mit anderen teilen möchten?

Nutzen Sie unser Internetforum:
www.mankau-verlag.de

man
kau!

Impressum

Bibliografische Information der Deutschen Nationalbibliothek
Die Deutsche Nationalbibliothek verzeichnet diese Publikation in der
Deutschen Nationalbibliografie; detaillierte bibliografische Daten sind
im Internet über http://dnb.d-nb.de abrufbar.

Heike Höfler
Energiequelle Beckenboden. Kompakt-Ratgeber
Wirkungsvolle Übungen für mehr Lebensqualität und Kraft
ISBN 978-3-86374-420-5
2. Auflage 2022 (1. Auflage 2017)

Mankau Verlag GmbH
D-82418 Murnau a. Staffelsee
Im Netz: www.mankau-verlag.de
Internetforum: www.mankau-verlag.de/forum

Redaktion: Redaktionsbüro Diana Napolitano, Augsburg
Endkorrektorat: Susanne Langer M. A., Germering
Cover/Umschlag: Andrea Barth, Guter Punkt GmbH & Co. KG, München
Layout: X-Design, München
Satz und Gestaltung: Lydia Kühn, Aix-en-Provence, Frankreich
Energ. Beratung: Gerhard Albustin, Raum & Form, Winhöring

Bildnachweis:
© Sämmy Hart 1, 7, 15, 27, 32–33, 38, 39, 46, 48, 52, 55, 56, 60, 62–63,
65, 69, 71, 72, 74–80, 82, 83, 85, 87–90, 92–101, 103–110, 112–124
© Can Stock Photo rbhavana: 4, 5, 32–33
© Fotolia HANK: 22; bilderzwerg: 35; magemasher: 41; euthymia: 53;
eveleen007: 59; Nik_Merkulov: 66

Druck: Westermann Druck Zwickau GmbH, Zwickau/Sachsen

Hinweis für die Leser:
Die Autorin hat bei der Erstellung dieses Buches Informationen und Ratschläge mit
Sorgfalt recherchiert und geprüft, dennoch erfolgen alle Angaben ohne Gewähr.
Verlag und Autorin können keinerlei Haftung für etwaige Schäden oder Nachteile
übernehmen, die sich aus der praktischen Umsetzung der in diesem Buch vorgestell-
ten Maßnahmen ergeben. Bitte respektieren Sie die Grenzen der Selbstbehandlung
und suchen Sie bei Erkrankungen einen erfahrenen Arzt oder Heilpraktiker auf.

Vorwort

Heute ist er zum »Geheimtipp« für dauerhaften Lebens- und Lustgewinn sowie Lebensqualität geworden: der über lange Zeit wenig beachtete und tabuisierte Beckenboden. Er ist die Basis unserer Weiblichkeit und Männlichkeit, sorgt für eine größere sexuelle Empfindsamkeit sowie Potenz und ist der *Energie- und Powermuskel* überhaupt.

Ein starker Beckenboden ist das Fundament für unseren Rücken und die Haltung sowie alle inneren Organe. Er beeinflusst die Gebärmutter und Prostata und ist verantwortlich für die Schließfunktion von Blase und Darm. Das beübte, aktivierte Energiezentrum vermittelt ein Gefühl von größerer Kraft, Sicherheit, Vitalität, gesteigertem Selbstbewusstsein und einem viel positiveren Lebensgefühl. Den Beckenboden sieht und spürt man nicht, doch er ist ein gut beübbarer Muskel, der bewusst gekräftigt werden kann.

Dieses Buch zeigt Ihnen viele Möglichkeiten, Wahrnehmungsübungen, mentales Training und eine Vielzahl von Kräftigungsübungen für dieses Kraft-und Powerzentrum in unserer Körpermitte. Die Übungen beruhen auf meiner jahrelangen Erfahrung als Übungsleiterin. Beckenbodenübungen sollten Sie ein Leben lang begleiten.
Und nun wünsche ich Ihnen viel Freude beim Üben.

Ihre Heike Höfler

Inhalt

Einleitung

Beckenbodenprobleme – dazu gehören vor allem Inkontinenz, Senkungen der inneren Organe, zum Beispiel der Gebärmutter oder Scheidenwände, aber auch Orgasmusschwierigkeiten und Impotenz. Eine gute Haltung, die im Zentrum des Beckens wurzelt und die Anmut, Kraft und Ausstrahlung zur Folge hat, haben wir einem straffen Beckenboden zu verdanken. Haltungs- und Rückenprobleme können durch ihn beseitigt werden.

Ganz besonders in der Schwangerschaft und nach einer Geburt wird der Beckenboden enorm belastet und geschwächt. Er muss gezielt wieder aufgebaut werden, damit in späteren Jahren keine Senkungen oder Inkontinenzprobleme die Folge sind.

Auch Übergewicht und dauerhafte Fehlhaltungen schwächen ihn und zwingen zu einem regelmäßigen Aufbautraining, um eine dauerhafte Abschwächung zu vermeiden. Schon allein der natürliche Alterungsprozess bewirkt dies, sodass man dieses muskuläre Wunderwerk das ganze Leben lang trainieren sollte. Ansonsten nimmt seine Muskelkraft ab, er wird dünner, spannungsloser, lascher. Er kann dann seine Last-, Stütz- und Schließfunktion nicht mehr zufriedenstellend erfüllen. Da hilft nur eins: So früh wie möglich mit den Beckenbodenübungen beginnen und sie mit Freude konsequent trainieren. Dann können die häufig auftretenden Inkontinenzprobleme auch in späteren Jahren vermieden werden.

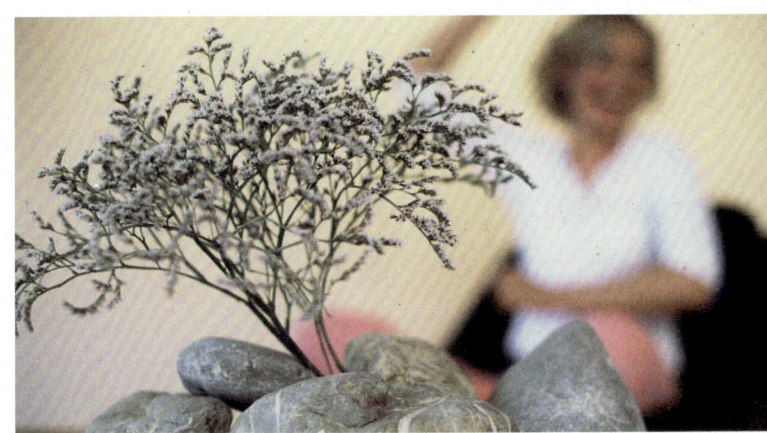

Die Übungen in diesem Ratgeber helfen, die Schließaufgabe von Harnröhre und Darm gut zu erhalten oder zu verbessern. Viele gynäkologische Operationen können durch ein regelmäßige Üben verhindert werden.

Die Chinesen betonen schon lange, dass im Beckenboden, genauer im Dammbereich, das erste Chakra, das Wurzelchakra, liegt (→ Seite 14 f.). Sie wissen, dass hier die Vitalenergie, die Kraft der Basis, wurzelt, die alle anderen Körperorgane positiv beeinflusst.

Dieser Ratgeber hat das Ziel, Ihnen Informationen über die Anatomie und Funktionsweise des Beckenbodens zu geben, Ihnen den Beckenbodenmuskel als Basismuskel und seine Bedeutung für die Vitalenergie nahezubringen. Ganz besonders zeigt Ihnen das Buch viele praktische Übungen, wie Sie ihn trainieren, vitalisieren und dauerhaft in bestem Zustand erhalten können.

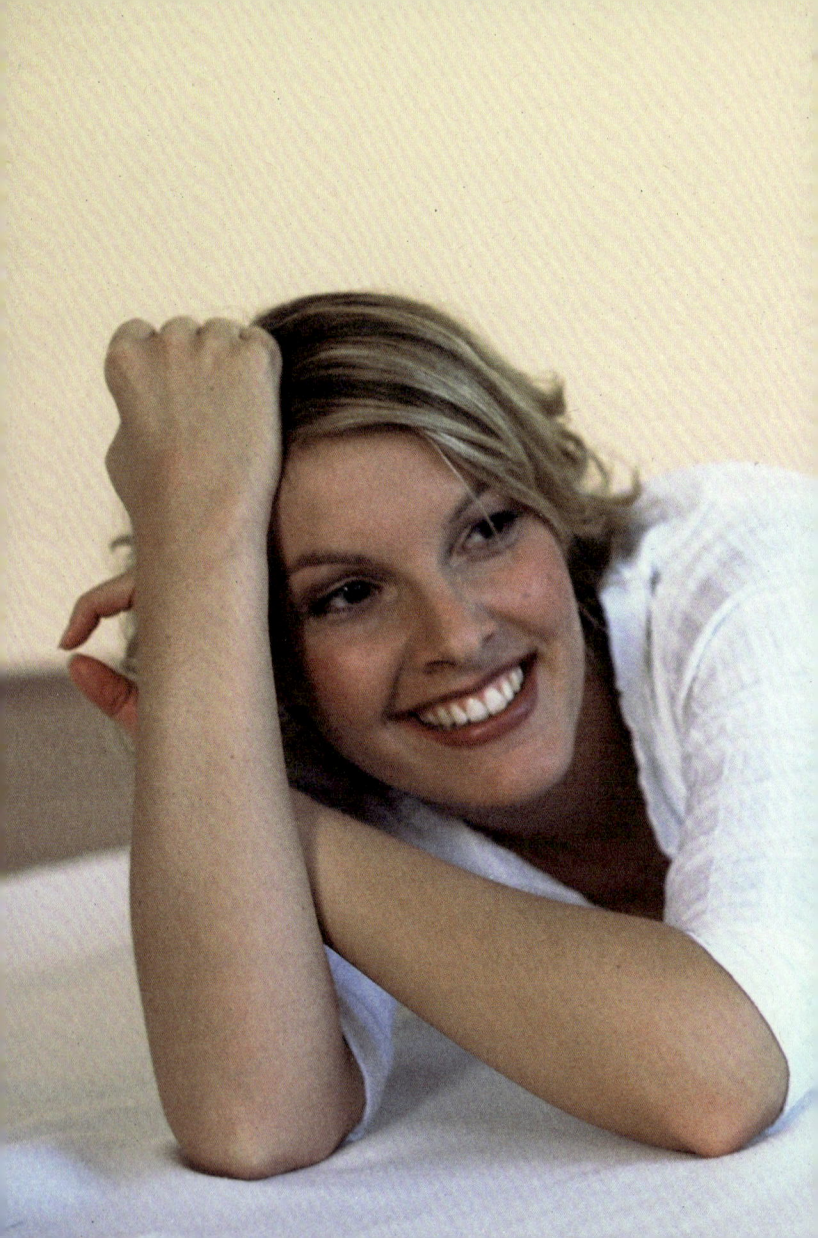

Warum Beckenboden-training?

Es gibt viele Gründe, ein regelmäßiges Beckenboden-training zu absolvieren, denn der Beckenboden ist ein fundamentaler Muskel mit fundamentalen Aufgaben. Er sorgt für eine aufrechte Haltung, eine vertiefte Atmung, einen guten venösen Rückstrom aus den Beinen und gilt im sexuellen Bereich als der Lustmuskel überhaupt. Außerdem stärkt er unser Selbstwertgefühl und Körperempfinden ungemein und schenkt uns innere und äußere Sicherheit. Warum dieser wichtige Muskel dennoch oft energie- und spannungslos geworden ist, erkläre ich Ihnen im folgenden Kapitel.

Ursachen für eine Beckenbodenschwäche

Ein junger Mensch verfügt normalerweise über einen straffen, elastischen Beckenboden. Doch mit den Jahren erliegt er erheblichen Schwächungseinflüssen. Es gibt im Leben unterschiedliche Faktoren, die ihn zeitweise oder längerfristig schwächen können.

Bindegewebe

Die erste Ursache liegt in einem ererbten, schwachen Bindegewebe. In diesem Fall ist es besonders wichtig, schon sehr früh mit Beckenbodenübungen zu beginnen. Dadurch werden Probleme schon im Vorfeld verhindert.

Übergewicht

Übergewicht und Adipositas (Fettsucht) stellen eine weitere Gefahr für eine Beckenbodenabschwächung dar. Zu viel Gewicht lastet in diesem Fall auf dem Muskel, der dazu meistens einen schlechten Muskeltonus aufweist.

Druckbelastungen

Jeglicher Druck von oben belastet den Beckenboden stark. Dies kann chronischer Husten sein, aber auch Heben und Tragen schwerer Lasten. Asthmatiker sollten nicht nur Atemübungen, sondern auch regelmäßig Beckenbodenübungen praktizieren.

Schwangerschaften und Geburten

Diese stellen natürlich eine besondere Belastung für den Muskelbereich dar, denn bei einer Geburt kommt es zu einer enormen Gewebedehnung.

→ Näheres zu diesem Thema ab Seite 23.

Hormonelle Ursachen

In den Wechseljahren kann die hormonelle Umstellung bzw. der Hormonabbau, vor allem des Östrogens, den Beckenboden schwächen. Das Muskelgewebe wird dünner, ein untrainierter Beckenboden spürbarer.

Prof. Dr. Schultz-Lampel, Leiterin des Inkontinenzzentrums Südwest in Villingen-Schwenningen weiß, dass zwei Drittel aller Frauen in den Wechseljahren eine Kontinenz auf Grund von Hormonumstellungen beeinträchtigt, denn in dieser Zeit produziert der weibliche Körper weniger Östrogene. Östrogenmangel lässt das Gewebe im Genitalbereich erschlaffen, wodurch die Kraft der Schließmuskeln beeinträchtigt wird.

→ Näheres zu diesem Thema ab Seite 30.

Stöckelschuhe

Das häufige Tragen von hohen Schuhen wirkt sich negativ auf die Wirbelsäule und den Beckenboden aus, denn die Hauptlast liegt dann auf dem Vorfuß, wodurch hohe Schuhe ein vermehrtes Hohlkreuz verursachen. Der Beckenboden ist in dieser Haltung lasch und weniger funktionsfähig.

Wirkungen des Beckenbodentrainings

Erleben Sie mehr Energie, Kraft, psychisches Wohlbefinden und erfüllte Sexualität durch den Powermuskel. Die Wirkungen des Beckenbodentrainings sind vielfältig. Eine seiner Hauptaufgaben ist zwar das Verhindern und Beheben von Inkontinenzproblemen, aber es ist beileibe nicht die einzige Aufgabe.

Der Beckenboden hält und stützt die inneren Organe und hält die Sexualorgane in einem guten Spannungszustand. Aber er ist gleichzeitig die zentrierte Mitte, die dem Menschen Halt, Sicherheit, Stabilität und Bodenständigkeit gibt. Ein guter Tonus des Beckenbodens verleiht dem ganzen Körper eine feste Muskelspannung, aber auch ein gelöstes, unverkrampftes Auftreten.

Auch auf seelischer Ebene verleiht er Stabilität und trägt zum psychischen Wohlbefinden bei. Wenn wir seelisch durchhängen oder verunsichert sind, spiegelt sich dies im Beckenboden wider. Im Beckenboden wurzelt aber ebenso die Vitalenergie des menschlichen Körpers. Und durch die Übungen wird das sexuelle Empfinden intensiviert und das Lustempfinden vertieft.

Neuer Schwung für die Seele

Wenn der Beckenboden schlaff und energielos ist, fühlen wir uns müde und schlapp. Es ist eine klare, wissenschaftlich untermauerte Erkenntnis, dass ein regelmäßiges Beckenbodentraining nicht nur dem Körper, sondern dem Menschen rundum guttut.

Ein kräftiger, gestärkter Beckenboden bedeutet für unseren gesamten Körper eine lebendige, kraft- und energievolle Mitte, die sich auf unsere Seele und unser Gemüt harmonisch auswirkt und unser Selbstbewusstsein enorm stärkt. Es ist unumstritten, dass man sogar dank der Beckenbodenübungen aktiv etwas gegen Depressionen und mangelndes Selbstbewusstsein machen kann. Spüren Sie selbst, wie Beckenbodenübungen nicht nur das Körpergefühl verbessern, sondern auch für die Seele eine wahre Wohltat sind.

Mehr Selbstbewusstsein

Beckenbodenprobleme – etwa unwillkürlicher Harnabgang beim Niesen, Husten, Treppensteigen oder Springen – haben sehr viel mit unserem Selbstbewusstsein zu tun. Sie verunsichern während alltäglicher Verrichtungen, vermitteln ein Gefühl der psychischen Unzulänglichkeit und hemmen in sozialen Kontakten. Sie sind fast immer ein Hauptsymptom eines schlaffen, kraftlosen Beckenbodens. Mit dem Beckenbodentraining können Sie die Muskeln gezielt und anhaltend stärken, damit die Beschwerden verschwinden oder zumindest verbessert werden. Dies stärkt das Selbstwertgefühl ungemein und nimmt sehr viel seelische Verunsicherung weg. Umgekehrt vermittelt ein leistungsvoller, energievoller, kräftiger Beckenboden ein gesteigertes Selbstwertgefühl und eine höhere innere Zufriedenheit. Ein energieloser Beckenboden lässt uns seelisch geschwächt und eher antriebslos und zurückhaltend erscheinen. Ein kraftvoller Beckenboden macht uns sicher, verleiht eine gute, aufgerichtete und auch anmutige Körperhaltung und vermittelt Lebensfreu-de, Vitalität sowie ein erfülltes Sexualleben.

Kraftzentrum und Energiequelle

In der indischen, chinesischen und tibetischen Lehre, die schon jahrtausendealt sind, geht man davon aus, dass der Körper des Menschen von einem Energienetz durchwoben ist. Man kennt dabei sieben Energiezentren, durch die man Energie entweder aufnimmt oder abgibt. Sie beeinflussen die Zellen, Organe, Drüsen und das gesamte Hormonsystem. Sie wirken ebenso auf Gefühle

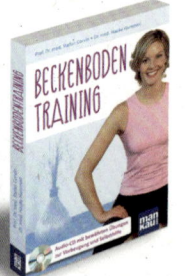

Mit den Übungsprogrammen der beiden Experten Prof. Dr. med. Stefan Corvin und Dr. Hauke Hammerl gewinnen Sie die volle Kontrolle über Ihre Beckenbodenmuskulatur und steigern spürbar Ihr Wohlbefinden. Alle 13 Übungen sind auch im beiliegenden Booklet ausführlich beschrieben und bebildert.

Prof. Dr. med. Stefan Corvin, Dr. med. Hauke Hammerl: *Beckenbodentraining.* Audio-CD mit 20-seitigem Booklet · Mankau Verlag 2017 · Gesamtlaufzeit ca. 65 Min. ISBN 978-3-86374-419-9 · 12,95 Euro UVP

und Gedanken und stellen somit auch psychisch-energetische Zentren dar. Die sieben Chakren liegen auf einer gedanklichen Linie entlang der Wirbelsäule zwischen Damm und Scheitel (Schädeldach). Sie heißen: Wurzelchakra, Sakralchakra, Nabelchakra, Herzchakra, Kehlkopfchakra, Stirnchakra (Drittes Auge), Scheitel- oder Kronenchakra. Uns interessiert hier vor allem das Wurzelchakra. Sind alle Zentren im freien Fluss, fühlt sich der Mensch wohl, in Harmonie mit sich selbst und der Welt. Das Wurzelchakra liegt am untersten Ende der Wirbelsäule, beim Steißbein, im Dammbereich. Es ist das stärkste Energiezentrum des Körpers, die Quelle starker Lebensenergie. Beckenbewegungen und Beckenbodenmuskeltraining bringen diese Energie in Fluss. Sie stärken und öffnen das untere Chakra und damit die Lebenslust und Lebenskraft. Dies wirkt sich immer auch auf alle anderen Chakren positiv und aktivierend aus.

Die sieben Energiezentren (Chakren).

Erfüllte Sexualität

Erfüllte Sexualität hat sehr viel mit der Beckenbodenmuskulatur zu tun. Das wussten bereits die alten
Männer im Altertum, denn die indische Liebeslehre,
das Kamasutra, ist schon sehr alt. So bezeichnet die in
ihrem Ursprung 2000 Jahre zurückliegende indische
Liebeslehre die Scheidengymnastik als Kunst. Einer Frau,
deren Scheide so kräftig ist, dass sie damit einen Penis
festhalten kann, gab man hochachtungsvoll den Namen
»Nussknackerin«.

Gut ausgebildete Beckenbodenmuskeln bewirken bei
Frau und Mann stärkere Empfindungen beim Liebesspiel. Die Scheide ist reichlich mit Blutgefäßen versorgt,
aber gynäkologisch gesehen besitzt ihre Innenwand
kaum Nerven. In der Scheide selbst gibt es kaum Empfindungsnerven, jedoch in der Klitoris und in der umgebenden Muskulatur, also den Beckenbodenmuskeln.

Dr. med. Theodor Klotz weist in seinem Buch »Kein
Spaß am Sex« darauf hin, dass sich in einem kleinen
Bereich der Vorderwand der Vagina viele Gefühlsnerven
(= G-Punkt) und Drüsen befinden. Dieser Lustpunkt wur-
de von dem Gynäkologen Ernst Grafenberg entdeckt und
nach ihm benannt. Auch beim Mann soll es ein ähnliches
Gewebe geben, und zwar die Prostata. Diese kann man
indirekt stimulieren, indem man den Damm zwischen
Hodensack und Anus sanft massiert.

Auch Helle Gotved weist darauf hin: »In der Scheide
selbst gibt es fast keine Empfindungsnerven, jedoch in

den umgebenden Muskeln.« Die männlichen und weiblichen Sexualorgane werden von dem sogenannten PC-Muskel (»Musculus pubococcygeus«), auch Liebesmuskel genannt, umgeben (→ Seite 43). Dieser ist reichlich mit empfindsamen Nervenendigungen versorgt, die auf Druck und Zug reagieren. Der Berliner Diplompsychologe Dr. Hermann Wendt schrieb in der Zeitschrift Vital (6/99): »Durch das An- und Entspannen im schnellen Wechsel zieht Blut ins Becken, besonders in den Bereich von Klitoris und Schamlippen. Dadurch werden die Schamlippen um ein Vielfaches sensibilisiert.«
Die Beckenbodenmuskulatur wird durch den Pudendus-Nerv stimuliert, der auch umgekehrt die Erregungssignale der Schamlippen, der Klitoris und des Anus an das Gehirn sendet. Dieser Nerv bewirkt das rhythmische Zusammenziehen der Beckenbodenmuskeln beim Orgasmus. Ein gestärkter PC-Muskel führt immer zu einem erregenderen Sexleben beider Partner. In der Erregungsphase füllen sich die Schwellkörper bei Frau und Mann mit Blut. Beim Mann wird dann das Glied hart und größer. Mit zunehmender Erregung steigt die Muskelspannung in den Beckenbodenmuskeln bei beiden Geschlechtern. Beim Orgasmus ziehen sich alle Beckenbodenmuskeln zusammen und entspannen dann plötzlich.

Mehr Spaß beim Sex

Es ist erwiesen, dass sportliche Betätigung in jungen Jahren sowie im fortgeschrittenen Alter bewirkt, dass

Mann und Frau gesünder bleiben und die allgemeine körperliche Durchblutung und Sauerstoffaufnahme in allen Organen und Geweben und in jeder Zelle besser ist. Alle Muskeln bleiben kräftiger, funktionstüchtiger, geschmeidiger und das Bindegewebe straffer. Die Potenz und Erektionsfähigkeit beim Mann bleiben länger und besser erhalten.

Das gezielte Beckenbodentraining hat eine ganz besondere Wirkung. Durch An- und Entspannungsübungen der Beckenbodenmuskulatur wird diese Muskulatur nicht nur kräftiger, sondern es wird auch mehr Blut und Sauerstoff in die Sexualorgane gepumpt – wodurch diese besser durchblutet und angeregt werden. Die Prostata wird ebenfalls durch Beckenbodenübungen stimuliert, und ihre Gesunderhaltung wird dadurch begünstigt. Es ist erwiesen, dass Männer, die ihren PC-Muskel trainiert haben, den Orgasmus länger hinauszögern, eine vorzeitige Ejakulation verhindern und etwaigen Erektionsstörungen vorbeugen oder sie beheben können.

Männersorgen

Eine Erektion ist ein äußerst komplexer Vorgang, der durch ein Zusammenspiel von Nervenreizen, Botenstoffen, Blutzirkulation und Muskeln zustande kommt. Ausschlaggebend ist dabei die Blutzufuhr und die (blutaufnehmenden) Schwellkörper. Die beiden Penis-Schwellkörper befinden sich auf dem Penisrücken und ermöglichen die Erektion, indem sich ihre schwammartigen Hohlräume prall mit Blut füllen. Im schlaffen Zustand sind die Muskelstränge in den Arterien der Schwellkörper dauerhaft kontrahiert und verhindern dadurch, dass sich die Adern ausdehnen und zu viel Blut einströmt. Wird der Mann sexuell erregt, bekommen die glatten Muskeln in den Arterien den Befehl, zu erschlaffen. Als Folge weiten sich die Adern, Blut strömt in die Schwellkörper und gleichzeitig wird der venöse Rückstrom der Penisvenen gedrosselt, da die Blutfülle die kleinen Venen in den Schwellkörpern abdrückt. Der Penis verhärtet sich und wird steif. Ein Drittel des Penis und der Schwellkörper befinden sich im Körper und sind mit Beckenbodenmuskeln verbunden. Sind diese gut trainiert, wird ein Zurückfließen des Blutes, und somit ein schlaffer Penis, verhindert.

Was hilft gegen eine Erektionsstörung?

Bei einer Erektionsstörung, die wohl jeder Mann im Leben erlebt, kann entweder die Erektion nicht lange genug aufrecht gehalten werden, oder es kommt erst gar nicht dazu. Wenn dies eine seelische Ursache hat, muss diese natürlich zuerst beseitigt werden. Ansonsten gibt es verschiedene Möglichkeiten, die Erektionsstörung zu beheben.

Eine sehr bekannte Möglichkeit ist das Einnehmen eines Medikaments, z. B. von Viagra, das bewirkt, dass das körpereigene Enzym PDE 5 blockiert wird. Dieses Enzym sorgt normalerweise dafür, dass der erektionsauslösende Botenstoff cGMP nach der Erektion wieder abgebaut wird. Während cGMP zu einer Erschlaffung der Muskulatur in den Schwellkörpern und durch den dadurch ausgelösten verstärkten Blutstrom zur Erektion führt, sorgt PDE 5 dafür, dass das muskelentspannende Enzym cGMP wieder zerlegt wird. Dadurch kommt es wieder zu einer Anspannung der glatten Schwellkörpermuskeln und zu einer Drosselung der Blutzufuhr. Das Glied erschlafft. Sildena oder Viagra ist ein PDE-5-Hemmer und sorgt dafür, dass cGMP erhalten bleibt und dass auch geringe Mengen davon zu einer vollständigen Entspannung der Arterienmuskeln und zu einer Gliedversteifung führen. Die Konzentration des chemischen »Steifmachers« erhöht sich, und die Erektion wird dauerhafter und härter. Man muss wissen, dass dieses Medikament den Blutdruck senkt und die Blutgefäße erweitert. Es sollte deshalb nicht zusammen mit anderen Nitraten eingenom-

INFO

BECKENBODENGYMNASTIK IST BESSER ALS VIAGRA

Die Wirksamkeit des Beckenbodentrainings bei Impotenz belegt eine Studie der urologischen Universitätsklinik in Köln mit 124 Männern: Die Stärkung der Muskulatur verbessert laut den Urologen die Erektion bei 80 Prozent der Männer, Viagra nur bei 74 Prozent.

men werden, da der Blutdruck dann plötzlich zu stark absinken kann. Auch Alkohol ist ein Gefäßerweiterer. Deshalb sollte Viagra nicht mit zu viel Alkohol kombiniert werden. Ein Gläschen Wein schadet jedoch nicht.

Der weibliche Orgasmus

Auch der weibliche Orgasmus und die sexuelle Empfindungsfähigkeit haben viel mit der Beckenbodenmuskulatur zu tun. Wie schon erwähnt, befinden sich im hinteren Teil der Scheide keine Empfindungsnerven, sondern nur im vorderen Teil. Aber vor allem besitzt die Beckenbodenmuskulatur viele Nervenendigungen.

Gut trainierte Beckenbodenmuskeln können die Intensität des Orgasmus sehr wohl steigern, die sexuelle Empfindsamkeit verbessern und lassen beim Liebesspiel stärkere Empfindungen entstehen. Nicht nur die Muskeln im Genitalbereich werden kräftiger, auch die Scheidenwände werden straffer und stärker.

Der amerikanische Gynäkologe Arnold Kegel entwickelte in der Mitte des 19. Jahrhunderts einige Beckenbodenübungen gegen Stressinkontinenz. Frauen, die die Übungen absolvierten, berichteten damals schon von der angenehmen »Nebenwirkung«, auch stärkere sexuelle Empfindungen durch die Übungen bekommen zu haben. Prof. Dr. Wolf Eicher, Chefarzt der Frauenklinik der Uni Heidelberg, erklärt, dass Frauen mit gestörter oder schwacher Orgasmusfähigkeit häufig die Muskeln um die Scheide weniger fest zusammenziehen können. Ein

Training des Hebemuskels kann die Orgasmusfähigkeit verbessern.

Beim Orgasmus kommt es zu rhythmischen Zusammenziehbewegungen der Beckenbodenmuskulatur. Ein schwacher Muskel lässt kaum ein erregendes Sexualleben zu. Anders ein gestärkter Muskel. Durch das bewusste An- und Entspannen der Beckenbodenmuskeln im schnellen Wechsel können außerdem alle Genitalorgane besser durchblutet werden. Im erregten Zustand füllen sich auch die Schwellkörper rechts und links unter den kleinen Schamlippen vermehrt mit Blut. Die Schamlippen schwellen an, und die Klitoris vergrößert sich. Die Klitoris ist durchzogen von vielen Blutgefäßen und empfindsamen Nervenenden. Sie wird steif, ähnlich einem Penis. Beim Höhepunkt beendet das rhythmische Zusammenziehen der Beckenbodenmuskeln die weitere Blutzufuhr, und das Gewebe schwillt wieder ab.

Becken und Beckenboden bei der Frau (links) und beim Mann (rechts).

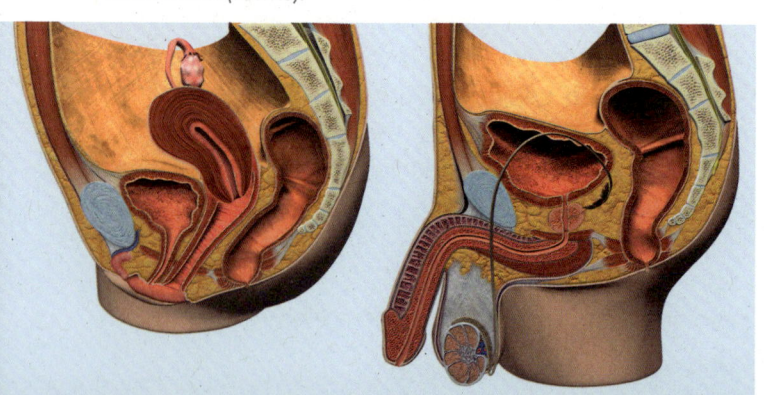

Vor und nach der Geburt

In der Schwangerschaft ist der Beckenboden am meisten
gefordert. Er muss vor allem die Last des wachsenden
Kindes tragen. Ist er nicht kräftig genug, gibt er nach,
die Gebärmutterbänder überdehnen sich noch mehr als
nötig, und Rückenschmerzen sind die unabdingbare Folge. Später kommt es dann häufig zu einer Gebärmutter-
oder Blasensenkung. Beckenbodenübungen während der
Schwangerschaft können dies vermeiden.
Während der Geburt muss der Beckenboden sich enorm
dehnen. Daher ist eine Rückbildungs- bzw. Beckenbodengymnastik meistens ausschlaggebend dafür, dass die
Scheide sich wieder verengt, der Beckenboden wieder
»standhaft« und stabil wird. Nach einer Geburt hat die
Frau zunächst das Gefühl, nach »unten hin offen« zu
sein. Das Gefühl für den überdehnten Beckenboden
ist fürs Erste verloren gegangen. Wenn sie jetzt keine
Beckenbodenübungen machen würde, wären eine spä-
tere Harninkontinenz und Gebärmuttersenkung fast vor-
programmiert. Durch regelmäßiges Üben können diese
unerwünschten späteren Nebenwirkungen aber vermieden werden. Dank der Übungen wird der Beckenboden
auch nach einer Schwangerschaft und Geburt wieder zu
einem Kraftzentrum für den ganzen Körper.

Nach Unterleibsoperationen

Musste eine Frau eine Unterleibsoperation über sich
ergehen lassen, z. B. wegen einer starken Gebärmutter-

oder Blasensenkung, sollte sie nicht denken, dass jetzt alles behoben wäre und sie jetzt Ruhe vor weiteren Problemen habe. Denn wenn sie danach keine Beckenbodenübungen macht, wird es wieder dazu kommen, dass sich Gebärmutter und/oder Blase senken. Um also ein günstiges Operationsergebnis zu halten, sollte sie anhaltend und regelmäßig Beckenbodenübungen machen.

INFO

WAS IST EINE GEBÄRMUTTERSENKUNG?

Wenn der Beckenboden geschwächt ist und schlapp macht, was z. B. unmittelbar nach einer Geburt aufgrund der starken Überdehnung so gut wie immer der Fall ist, senken sich die inneren Organe des Bauch- und Beckenraums. Die Gebärmutter tritt tiefer und rutscht in die Scheide hinab. Dadurch wird auch die Blase, die direkt vor und unter der Gebärmutter liegt, meist mitgezogen, und auch die Lage der Harnröhre verändert sich. Vor allem verändert sich aber der Winkel zwischen Harnröhre und Harnblase und zwischen Harnröhre und Beckenboden. Dadurch wird der Verschlussmechanismus der Harnröhre stark in Mitleidenschaft gezogen. Der Schließmuskel funktioniert nicht mehr zufriedenstellend, und es kann zu unfreiwilligem Harnverlust kommen.

Eine gemäßigte Gebärmuttersenkung, bei der noch nicht operiert werden muss, kann durch die richtigen Übungen behoben oder verbessert werden. Ein kräftiger Beckenboden kann nämlich die Gebärmutter und Blase sowie die Harnröhre und Scheidenwände in der richtigen Lage halten. Erst wenn der Muskel-und Bandapparat versagen und zu lasch sind, kommt es zu den unerwünschten Vorfällen. Auch wenn sie schon bestehen, helfen die Übungen, es sei denn, der Zustand ist schon zu weit fortgeschritten. Für den Mann sind Beckenbodenübungen nach einer urologischen Operation ebenfalls sehr wichtig.

Bei Inkontinenzproblemen

Mit Harninkontinenz meint man die Unfähigkeit, den Harn oder Harntröpfchen zurückzuhalten, sodass es zu einem unkontrollierten, häufig unbemerkten Harnverlust kommt. Es gibt verschiedene Arten von Inkontinenz: Stress-, Drang-, Reflex- und Überlaufinkontinenz. Zunächst sollten Sie sich deutlich machen, wie die gesunde Blasenentleerung funktioniert. Bei der gesunden Blasenentleerung sammelt sich der Urin langsam in der Blase an. Die Blase lässt sich zu drei Vierteln volllaufen, bevor sie signalisiert, dass sie entleert werden möchte. Ihre Dehnungsfühler melden dann dem Gehirn, dass die Blase voll ist, Harndrang wird ausgelöst. Bei der darauffolgenden willentlichen Entleerung zieht sich die Muskulatur der Blasenwand zusammen und presst den Urin in die Harnröhre. Dadurch dehnt sich auch die Harnröhre, was wiederum zur Folge hat, dass der innere Blasenschließmuskel erschlafft und Urin abfließen kann.

Stressinkontinenz

Stressinkontinenz hat nichts mit psychischem oder beruflichem Stress zu tun, was eine häufig verbreitete Ansicht ist. Das Wort leitet sich von dem englischen Wort »stress« ab, was so viel heißt wie »Belastung« oder auch »Gewicht«. Die Stressinkontinenz wird oft auch als *Belastungsinkontinenz* bezeichnet und tritt bei Belastung und Druckanstieg im Bauchraum auf.

Sie wird in drei Schweregrade eingeteilt. Beim ersten Schweregrad tritt ein geringer Urinverlust beim Husten, Niesen und Lachen auf, beim zweiten Grad zusätzlich beim Heben, Tragen und Treppensteigen und beim dritten Grad bereits im Stehen und im Liegen.

Im Allgemeinen liegt hier eine Schwächung des Beckenbodenmuskels und dadurch ein beeinträchtigter Blasenschließmuskel vor. Der Harnröhrenverschluss funktioniert nicht mehr zufriedenstellend.

Jede Art von Überdehnung des Beckenbodens kann eine Stressinkontinenz zur Folge haben. Besonders in Schwangerschaften wird der Beckenboden enorm belastet, aber auch falsches Heben und Tragen oder schwere körperliche Arbeit begünstigen eine Stressinkontinenz. Übrigens entfällt nach einer operativen Entfernung der Gebärmutter die Stützfunktion für die Blase, sie sackt ab.

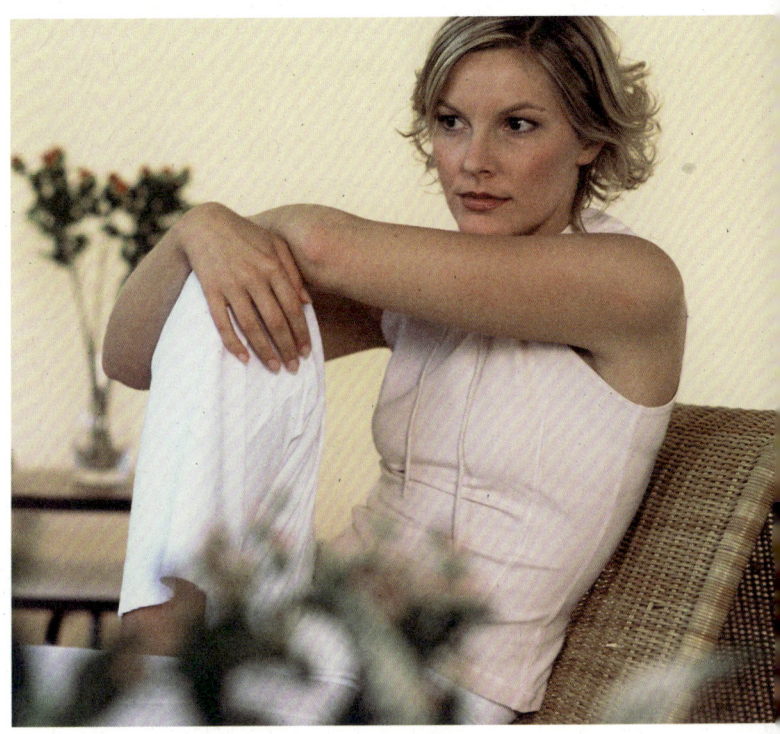

Achten Sie in allen Lebenslagen auf den Beckenboden.

Frauen sind wesentlich häufiger von der Stressinkontinenz betroffen, aber auch bei Männern tritt sie auf, und zwar häufig, wenn ein Teil der Prostata entfernt wurde und dabei die Muskulatur um den oberen Harnröhrenabschnitt und der äußere Schließmuskel verletzt wurden. Bei der Stressinkontinenz hat sich das Beckenbodentraining bei Frauen und Männern bestens bewährt.

Dranginkontinenz

Hier liegt die Störung in einer Fehlfunktion des Blasenmuskels vor. Es kommt zu einem plötzlichen starken
Harndrang mit unfreiwilligem Harnverlust. Man spricht
von einer »überaktiven Blase«. Die Blasenmuskulatur ist
überaktiv, weil die Rezeptoren, die den Füllungsgrad der
Blase an das Gehirn melden, überempfindlich sind. Man
kann z. B. schon nach einer Tasse Kaffee oder einem Glas
Wasser den unbezähmbaren Zwang spüren, unbedingt
zur Toilette zu müssen. Dies passiert jedoch vor allem
in Stresssituationen, bei Anspannung und Aufregung.
Aber die Psyche und die Nerven reagieren darauf, die
Angst wächst davor und verstärkt den Auslöser. Die
überaktiven Rezeptoren des Blasenschließmuskels melden fälschlicherweise an das Gehirn, die Blase sei voll.
Dadurch verstärken sich die Impulse an die Blasenmuskulatur, und die Blase entleert sich ungewollt.
Starker Harndrang zwingt die Betroffenen immer häufiger zu Toilettengängen. Weil aber die Blase nie richtig voll
ist und die Blasenmuskulatur nicht gedehnt wird, nimmt
die Blasenkapazität immer mehr ab. Aus diesem Grunde
wird der Harndrang immer früher unwiderstehlich. Hier
rät der Arzt zu einem gezielten Verhaltenstraining: Versuchen Sie, die Abstände zwischen den Toilettengängen
wieder länger werden zu lassen. Dabei helfen vor allem
Atem- und Entspannungsübungen. Mit der Zeit kann die
Kontrolle über die Blasenentleerung wieder verbessert
werden.

Reflexinkontinenz

Bei dieser eher seltenen Form ist die Nervenleitung von der Harnblase zum Gehirn gestört. Es fehlt das Gefühl für eine volle Blase. Die Harnblase wird deshalb nur als unwillkürlicher Reflex entleert. So kann es z. B. durch einen zufälligen Reiz wie Husten oder Niesen zu einem Zusammenziehen der Blasenmuskulatur kommen, und diese entleert sich vollständig.

Überlaufinkontinenz

Die Blase ist ständig prall gefüllt, und es kommt zum tropfenweisen Urinabgang. Dies ist die häufigste Form der Blasenschwäche bei Männern. Wenn die Prostata sich im Alter vergrößert, wird die Harnröhre eingeengt und der Harnfluss wird behindert. Er kann nicht richtig abfließen. Dadurch wird die Harnblase überdehnt, bis der Harn sozusagen »überläuft«. Die Blase fühlt sich nie ganz leer an. Man hat ständig den Drang zum Wasserlassen, es geht jedoch kaum Urin ab, das Tröpfeln geht weiter. Durch die überfüllte Blase übersteigt der Blasendruck den Harnröhrendruck, sodass in kleinen Abständen Urin abgeht. Eine völlige Blasenentleerung ist nur mithilfe der Bauchpresse möglich.

Prostata

In den ersten 40 Lebensjahren spürt sie der Mann nicht, die Prostata, eine Drüse von der Größe einer Kastanie, in der Samenleiter und Harnröhre zusammenlaufen. Sie

»mischt« bestimmte Sekrete in die Samenflüssigkeit, sodass die Bewegung der Samenfäden aktiviert wird. Sie liegt direkt unterhalb der Harnblase, ruht auf der Muskelplatte des Beckenbodens und liegt hinter dem Mastdarm an. Die Prostata besteht aus etwa 40 einzelnen kleinen Drüsen, sie umschließt dabei ringförmig in ihrer Mitte die Harnröhre.

Vor allem nach dem fünfzigsten Lebensjahr scheint bei allen Männern ein Wachstumsschub der Prostatavergrößerung stattzufinden, der dann aber sehr unterschiedlich verläuft. Bei einer Wucherung der Prostata wird der Blasenausgang behindert und die Harnröhre zunehmend eingeengt. Der Druck auf die Harnleiter führt zu häufigem und erschwertem Wasserlassen. Durch Beckenbodenübungen werden das Gewebe und die Muskulatur um die Prostata und sie selbst besser durchblutet und länger gesund erhalten. Prof. Hartwig W. Bauer, Prostataspezialist und Urologe aus München, weist außerdem darauf hin, dass Japaner, die täglich Soja und Tofu zu sich nehmen, viel seltener mit der Prostata Probleme bekommen. Außerdem betont er, dass viel Bewegung und auch Sex die beste Medizin seien, einer Prostatitis vorzubeugen.

Wechseljahre

In den Wechseljahren nimmt die Zahl der von Beckenbodenproblemen betroffenen Frauen zu, und bestehende Beschwerden können sich verstärken. Bewegung und gezielte Übungen sind jetzt besonders wichtig.

In den Wechseljahren kommt es zu einer Hormonum-
stellung. Der Östrogenspiegel wird immer niedriger. Es
kommt zu organischen Veränderungen, die in erster
Linie die Genitalschleimhaut betreffen. Diese bildet sich
spürbar zurück und wird trocken, wodurch es zu Schmer-
zen beim Geschlechtsverkehr kommen kann. Damit geht
eine Gewebeschwäche von Harnröhre, Scheide und Blase
sowie des Beckenbodens einher. Das Risiko, inkontinent
zu werden, erhöht sich deutlich.

Manche Frauen bemerken auch trockene Schleimhäute
im Nasen- und Rachenbereich, im Mund und in den
Augen. Durch die versiegenden Hormone verlieren Muskulatur und Bindegewebe an Elastizität und Festigkeit –
das Bindegewebe wird lockerer. Das Beckenboden- und
Genitalgewebe macht eine hormongesteuerte »natürliche Schwächung« mit. Die Unterleibsorgane senken sich
leicht ab, die Blasenschließmuskulatur ist geschwächt.
Um die Spannkraft der Beckenbodenmuskulatur sowie
der Scheiden- und Harnröhrenwände zu erhalten, sind
Beckenbodenübungen angebracht. Außerdem bewirken
sie eine bessere Durchblutung und Ernährung dieser
Organe. Auch die Schleimhäute können dadurch gesünder erhalten werden. Jede Frau kann – und sollte – sich
auf die Wechseljahre mit ihren Veränderungen schon im
Vorfeld einstellen. Je früher sie mit Beckenbodenübungen beginnt, umso gekräftigter und besser durchblutet
kann sie das Gewebe erhalten. Wer rechtzeitig vorbeugt,
ist klar im Vorteil.

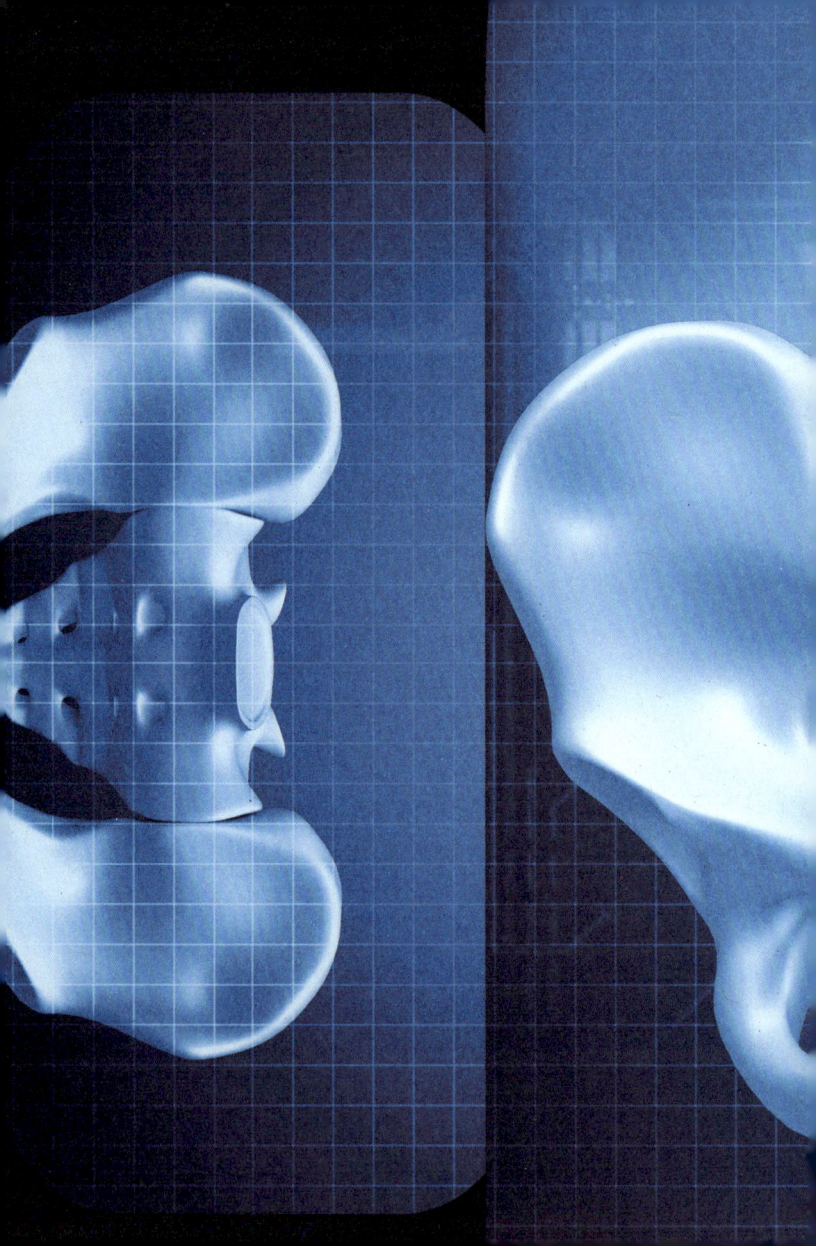

Anatomie und vorbereitende Übungen

Lernen Sie Ihr Becken und Ihren Beckenboden genau kennen! Umso exakter können Sie die Übungen ausführen, und umso mehr Erfolg werden Sie erzielen! Lernen Sie in diesem Kapitel die wichtigen Zusammenhänge zwischen unserer Haltung, unserer Atmung und unserem Beckenboden kennen.

Das Becken und der Beckenboden

Die Kenntnis über die Anatomie des Beckenbodens und seine Lage ist äußerst wichtig, um genau und effektiv üben zu können. Es ist eine unumstrittene Tatsache, dass Muskeln um so besser reagieren und funktionieren, je mehr das Gehirn »Bescheid weiß« und begreift, was sie tun.

Ohne genaue Kenntnisse der Anatomie und des Aufbaus von Becken und Beckenboden kann nicht gezielt und richtig wirksam geübt werden. Nehmen Sie sich deshalb für dieses Kapitel genügend Zeit. Es enthält all die Informationen, die für ein erfolgreiches Beckenbodentraining von absolutem Wert sind. Da die Beckenbodenmuskeln unsichtbar sind, müssen wir zuerst lernen, sie zu spüren, zu lokalisieren, wahrzunehmen und isoliert anzuspannen.

Nehmen Sie sich zunächst genügend Zeit, sich diesen Bereich bewusst zu machen. Es ist sehr wichtig, unterscheiden zu können, ob man »nur« die starken Bauch- oder Gesäßmuskeln anspannt oder ob man wirklich die kleineren Beckenbodenmuskeln beübt.

Die Vorübungen zum Kennenlernen der »kleinen« Beckenbodenmuskeln sollten mit viel Konzentration und Geduld ausgeführt werden, denn nur dann werden Sie bei den späteren Übungen auch die richtigen Muskeln anspannen. Diese Basisübungen sind die Grundlage für die weiteren Übungen.

Zuerst ist es sinnvoll, einen Blick auf das Becken zu werfen, es zu erkunden und sich mit ihm vertraut zu machen. Denn der Beckenboden bildet die Grundlage des Beckens und schließt es nach unten hin ab.

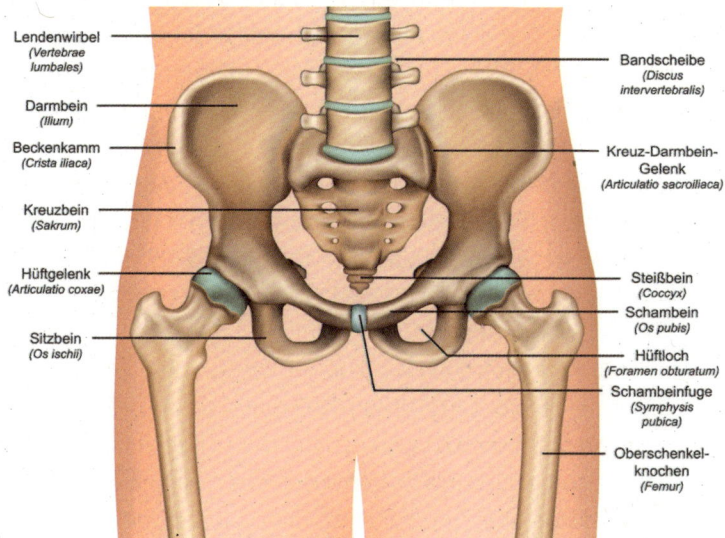

Lendenwirbel
(Vertebrae lumbales)

Darmbein
(Ilium)

Beckenkamm
(Crista iliaca)

Kreuzbein
(Sakrum)

Hüftgelenk
(Articulatio coxae)

Sitzbein
(Os ischii)

Bandscheibe
(Discus intervertebralis)

Kreuz-Darmbein-Gelenk
(Articulatio sacroiliaca)

Steißbein
(Coccyx)

Schambein
(Os pubis)

Hüftloch
(Foramen obturatum)

Schambeinfuge
(Symphysis pubica)

Oberschenkel-knochen
(Femur)

Das knöcherne Becken liegt im Zentrum unseres Körpers und verbindet Ober- und Unterkörper miteinander. Das Becken besteht aus den beiden Darmbeinschaufeln, den beiden Schambeinästen und den beiden Sitzbeinen mit den gut erfühlbaren Sitzhöckern, die die tiefsten Knochenpunkte des Beckens darstellen und beim aufrechten Sitzen auf einem harten Stuhl gut spürbar sind. Vorn werden die beiden Schambeinäste durch die

Schambeinfuge vereint. Hinten verbindet das Kreuzbein die beiden Beckenhälften.

Das Becken ist ein knöcherner, aber nicht völlig starrer Ring, der eine bergende Schale für die Verdauungs-, Aus-scheidungs- und Sexualorgane darstellt. Der Beckenaus-gang wird durch den muskulären Beckenboden gebildet, der hauptsächlich die Last der Eingeweide trägt. Inner-halb des Beckens befinden sich aber auch Gelenke. Am unteren Rand eines Hüftknochens befindet sich eine Öffnung, das Hüftloch. Es bildet mit dem Gelenkkopf des Oberschenkelbeins das Hüftgelenk. Im Hüftgelenk können wir entweder das Bein gegen das Becken oder umgekehrt das Becken gegen das Bein bewegen.

Hinten werden beide Beckenhälften durch das Kreuzbein verbunden. Zwischen Kreuzbein und Beckenknochen befindet sich das Kreuzbein-Darmbein-Gelenk (Iliosa-kralgelenk). Durch das Kreuzbein ist das Becken mit der Wirbelsäule verbunden, geht nach oben in die Lenden-wirbelsäule über und nach unten in das Steißbein.

Die anatomisch korrekte Beckenhaltung ist nicht nur wichtig für den Rücken, die Wirbelsäule und alle Gelenke, sondern besonders auch für den Beckenboden. Außer-dem ist ein bewegliches , nicht starres Becken für einen lebendigen, geschmeidigen und trotzdem straffen, stabi-len Beckenboden wichtig.

Übrigens bedeutet langes Sitzen immer eine besondere Belastung für die Bandscheiben, die Wirbelkörper und den Beckenboden.

Vorübungen

Um den meistens unbekannten Beckenboden besser wahrnehmen zu können, ist es zunächst wichtig, auch das Becken, dessen untere Begrenzung er darstellt, bewusst kennenzulernen.

Vorübung 1: Erkunden Sie das Becken

Schauen Sie sich noch mal genau die Abbildung des Beckens auf der vorigen Seite an. Tasten Sie dann Ihr Becken wie folgt mit den Händen ab: Stehen Sie aufrecht, mit leicht gebeugten Knien, die Füße hüftbreit und parallel auseinander. Legen Sie nun Ihre Hände zuerst oben an die großen Beckenschaufeln. Ertasten Sie die etwas wulstigen Darmbeinkämme. Streichen Sie anschließend weiter nach hinten, und erspüren Sie im Rücken die breite Fläche des Kreuzbeins. Stellen Sie sich vor, dass das Gewicht des Oberkörpers auf diesem »heiligen Knochen« ruht. Von hier aus wird das Körpergewicht gleichmäßig auf die Beine verteilt. Ertasten Sie dann den weiteren Verlauf der Wirbelsäule bis zur Steißbeinspitze. Beginnen Sie noch einmal oben bei den Darmbeinschaufeln, und streichen Sie mit den Fingern am Knochen entlang bis zum Schambein. Nun ertasten Sie noch die Sitzbeinknochen. Dies geht leichter, wenn Sie sich mit geradem Rücken ein wenig nach vorn neigen, die Knie bleiben dabei leicht gebeugt.

Vorübung 2:
Die richtige Beckenbalance im Stehen

Stellen Sie sich aufrecht hin, mit leicht gebeugten Knien, die Füße stehen hüftbreit und parallel auseinander.

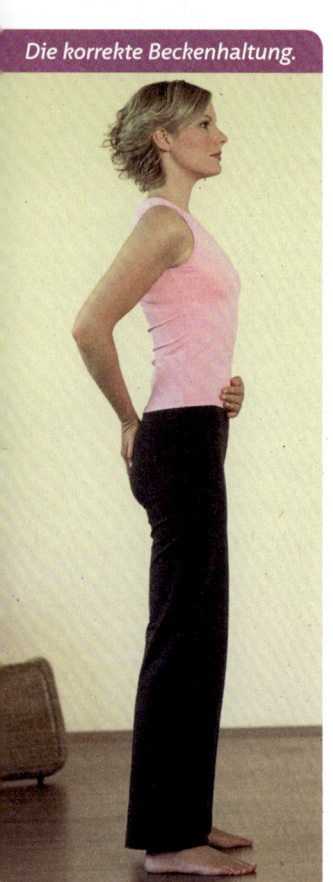

Die korrekte Beckenhaltung.

Legen Sie entweder beide Hände oben auf die hervorstehenden Knochen des Beckens (Darmbein-stachel) oder eine Hand auf den Unterbauch, die andere auf das Kreuzbein. Kippen Sie dann das Becken vor und zurück, gehen Sie abwechselnd ins Hohlkreuz, und machen Sie dann den Rücken eher rund. Nachdem Sie diese Bewegung einige Male ausgeführt haben, lassen Sie das Becken in seiner Mittel-stellung stehen, also nicht zu sehr nach vorn und nicht zu sehr nach hinten gekippt.

Wenn das Becken ausbalanciert und in seiner lotgerechten Mittelposition ist, liegen das Schambein und die Darmbeinstachel auf einer senk-rechten Mittelachse. Die Spitzen des Schambeins und des Steißbeins befinden sich auf einer waagerech-ten Linie.

Vorübung 3:
Kennenlernen der Sitzbeinknochen

Selten hat man sich mit seinen Sitzbeinknochen beschäftigt, deshalb ist es zuerst einmal wichtig, ein
Gespür für diese zu bekommen. Denn sie bilden zum
einen die Sitzbasis, zum anderen Ansatzpunkte für die
Beckenbodenmuskeln. Setzen Sie sich aufrecht auf die
Vorderkante eines Stuhls, und rutschen Sie mit dem Po
etwas hin und her. Erspüren Sie
dabei beide Sitzbeinknochen.
Legen Sie nun die Hände unter
diese Knochenstacheln, und
erfühlen Sie sie bewusst, wenn
Sie hin- und herrutschen. Dann
ziehen Sie die Hände wieder weg.
Bewegen Sie das Becken nun
vom Schambein zum rechten
Sitzknochen, danach zum Steiß-
bein und von dort zum linken
Sitzknochen. Führen Sie diese
Bewegung auch in die andere
Richtung aus.

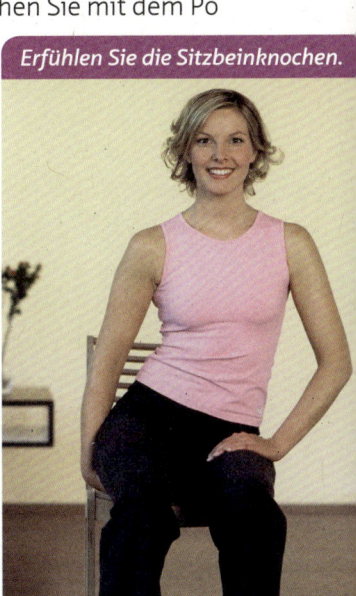

Erfühlen Sie die Sitzbeinknochen.

TIPP

*Stellen Sie sich vor, dass Sie einer Sonnenblume gleichen,
die im Boden tief verwurzelt ist (Füße) und deren Blüte sich
hoch nach oben der Sonne entgegenstreckt (Kopf).*

Vorübung 4:
Die richtige Beckenbalance im Sitzen

Setzen Sie sich aufrecht auf die Vorderkante eines Stuhls, und zwar auf die Sitzbeinknochen. Legen Sie die Hände auf die Darmbeinstacheln oder eine Hand auf den Unterbauch, die andere auf das Kreuzbein.

Dann verlagern Sie das Gewicht vor die Sitzbeinknochen. Spüren Sie, wie dabei ein vermehrtes Hohlkreuz entsteht? Gleichzeitig weichen die Sitzbeinknochen wieder leicht auseinander, und Sie können die Spannung nur noch schwer halten.

Danach verlagern Sie das Gewicht hinter die Sitzbeinknochen, dabei wird der Rücken eher rund. Die Sitzbeinknochen kommen wieder zusammen.

Wechseln Sie diese beiden Extrempositionen einige Male ganz bewusst, und pendeln Sie dann das Becken in der lotgerechten Mittelstellung ein, wobei das Gewicht gleichmäßig auf beide Sitzbeinknochen verteilt ist.

Stellen Sie sich zwischen Steißbein und dem höchsten Scheitelpunkt einen goldenen Faden vor, an dem Sie sich nach oben ziehen lassen. Gleichzeitig ziehen Steißbein und Sitzbeinknochen zum Boden hinab. Spüren Sie, wie dabei der Rücken ganz lang wird.

In dieser optimalen Haltung lastet das Gewicht des Oberkörpers und der inneren Organe nicht nur auf dem Beckenboden, sondern auf dem Knochendreieck Sitzbeinhöcker und Schambein. Die Körperblöcke sitzen übereinander und sind nicht verschoben.

Die Beckenbodenmuskulatur

Der Beckenboden ist eine dreischichtige Muskelgruppe, die Sie nicht sehen können. Für ein effizientes, zielgerichtetes Üben ist es deshalb sehr wichtig, dass wir in uns hineinfühlen und diese Muskeln wahrnehmen lernen. Dies ist am Anfang häufig etwas ganz Neues, Ungewohntes, aber nichtsdestotrotz absolut notwendig. Der Beckenboden ist etwa so dick wie eine Hand, und die drei Muskelschichten liegen gitterförmig übereinander. Durch diese besondere Struktur wird der Beckenboden sehr stark und belastbar.

Man kann sich den Beckenboden wie eine leicht nach unten gewölbte Schüssel vorstellen, die sich allerdings beim Zusammenziehen nach oben anheben kann. Deshalb nennt man den Beckenboden auch einen Hebemuskel.

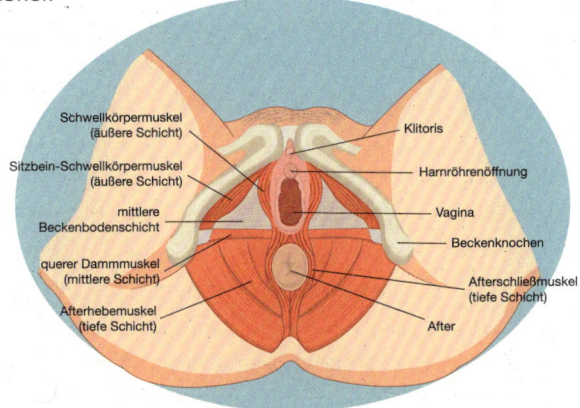

Schwellkörpermuskel (äußere Schicht)
Klitoris
Sitzbein-Schwellkörpermuskel (äußere Schicht)
Harnröhrenöffnung
mittlere Beckenbodenschicht
Vagina
querer Dammmuskel (mittlere Schicht)
Beckenknochen
Afterhebemuskel (tiefe Schicht)
Afterschließmuskel (tiefe Schicht)
After

Der Beckenboden bildet den Abschluss des kleinen Beckens und umschließt die Körperöffnungen, also Harnröhre, Scheide und After. Er stützt die inneren Organe wie Gebärmutter, Blase und Darm und hält auch die Harnröhre und Scheidenwände in der richtigen, aufgerichteten Lage. Wichtig ist, dass die Harnröhre die Beckenbodenmuskulatur im rechten Winkel durchtritt. Nur so ist die Schließfunktion optimal gewährleistet. Die Beckenbodenmuskulatur ist am knöchernen Becken angebracht und hat die Form einer flachen Schale oder einer Hängematte. Von der Seite her gesehen sieht sie trichterförmig aus. Sie erstreckt sich vom Schambein bis zum Steißbein und von Sitzbeinhöcker zu Sitzbein- höcker. Die Muskelfasern der drei Muskelschichten lau- fen abwechselnd von vorn nach hinten, von einer Seite zur anderen und wieder von vorn nach hinten. Dadurch wird eine gitterartige, feste Struktur erreicht. Die einzel- nen Muskelschichten haben zwar verschiedene Aufga- ben, aber sie bilden eine Einheit. Man unterscheidet zwischen äußerer, mittlerer und innerer Schicht.

Die äußere Beckenbodenmuskulatur

Die oberflächliche Muskelschicht verläuft direkt unter der Hautoberfläche, und zwar von der Innenkante des Schambeins nach hinten bis zum Kreuzbeinende. Sie wird von dem Muskelhaltekreuz und hauptsächlich von der Schließmuskulatur der äußeren Genitalien gebildet und auch als Sphinkterenschicht bezeichnet.

Diese Muskelschicht besteht aus:

- dem Harnröhren-, Schwellkörpermuskel oder Blasen-
  muskel, auch U-Muskel oder PC-Muskel genannt
- dem Muskelhaltekreuz
- dem Afterschließmuskel
- dem Sitzbein-Schwellkörpermuskel

Der U-Muskel

Der U-Muskel (PC-Muskel, manche nennen ihn auch Liebesmuskel) verläuft von der inneren Schambeinkante wie
ein U um die Scheide herum und zurück zum Schambein.
Dieser Muskel unterstützt die Funktion des Harnröh-
renschließmuskels. Zwischen Scheide und After ver-
mischt er sich mit dem achterförmigen Haltekreuz. Wenn
er sich zusammenzieht, wird der Scheideneingang verengt. Bei Frau und Mann wird auch die Harnröhre zusammengedrückt, wodurch der Inhalt ausgedrückt wird.
Beim Mann umgibt der U-Muskel die Peniswurzel und
die Schwellkörper um die Harnröhre herum. Der Muskel
bewirkt eine stoßweise Entleerung bei der Ejakulation.
Er ist beim Mann unpaarig in der Mitte verwachsen. Bei
der Frau sieht der Muskel wie ein U aus (paarig), und er
bedeckt die Vorhofschwellkörper (das sind Venengeflech-
te), die neben den kleinen Schamlippen liegen und mit
der Klitoris verbunden sind. Bei sexueller Erregung füllen
sie sich mit Blut, wodurch das Gewebe verhärtet. Beim
Mann führt der Blutandrang in die Schwellkörper zur
Verhärtung und Vergrößerung des Penis.

Das Muskelhaltekreuz

Es besteht aus zwei Muskelsträngen, die vom Schambein nach hinten zum Kreuzbeinende verlaufen. Sie kreuzen sich zwischen Scheide und After bei der Frau und zwischen Peniswurzel und After beim Mann.

Im Dammbereich mischen sich die Muskelfasern, sodass ein fester Kreuzpunkt entsteht. Von unten gesehen sieht dieser Muskel wie eine liegende Acht aus. Die beiden verkreuzten Muskelstränge geben den anderen Muskeln der äußeren Beckenbodenschicht Halt.

Das Muskelhaltekreuz besteht vor allem aus dem U-Muskel und dem äußeren Afterschließmuskel, die dann zusammen die Form einer lang gezogenen Brille oder einer doppelten Schlaufe bilden. Einzelne Bündel des Blasenmuskels überkreuzen sich im Muskelhaltekreuz und gehen in den Afterschließmuskel über.

Der Afterschließmuskel

Seine Aufgabe ist der feste Verschluss des Enddarms. Er besteht aus Ringmuskeln, die dicht unter der Haut liegen und die sich seitlich mit den Muskelfasern des Haltekreuzes vermischen. Das Ringmuskelbündel rankt 3 bis 4 Zentimeter manschettenartig am Mastdarm empor. Seine beiden Hälften kreuzen in der Mitte vor und hinter dem Darmkanal die Fasern. Dort, wo sich seine Fasern mit denen des Blasenmuskels kreuzen, entsteht ein fester Kreuzpunkt. Dieser liegt auf dem sogenannten »centrum tendineum perinei«, einer Weichteilbrücke bzw. Bindegewebsplatte zwischen After und Scheide oder dem Hodensack, in dem sich Muskeln aus allen drei Beckenbodenschichten treffen.

Der Sitzbein-Schwellkörpermuskel

Dieser Muskel entspringt rechts und links der Sitzbeinhöcker und endet am Schambeinast, und zwar an der Unterseite des Penis bzw. bei der Klitoris. Der Muskel ist bei der Frau eher als »Restmuskel« zu finden. Er unterstützt die Erektion und Ejakulation beim Mann.

Wahrnehmungsübung für die äußere Schicht

Rollen Sie eine Decke oder ein Handtuch fest zusammen, und legen Sie diese Rolle auf einen harten Stuhl oder Hocker. Geeignet ist auch ein Kirschkernsäckchen. Setzen Sie sich rittlings darauf, und achten Sie darauf, dass die Füße fest auf dem Boden stehen. Der Rücken ist gerade aufgerichtet, die Hände liegen locker auf den Oberschenkeln.

Verlagern Sie nun das Gewicht nach vorn über den vorderen Teil des Beckenbodens, und erspüren Sie ganz bewusst die vordere Beckenbodenmuskulatur. Versuchen Sie, diese kräftig anzuspannen und zusammenzukneifen.

Halten Sie die Spannung 6 bis 10 Sekunden, während Sie aus- oder weiteratmen, dann lassen Sie locker. Wiederholen Sie diesen Vorgang 4- bis 6-mal.

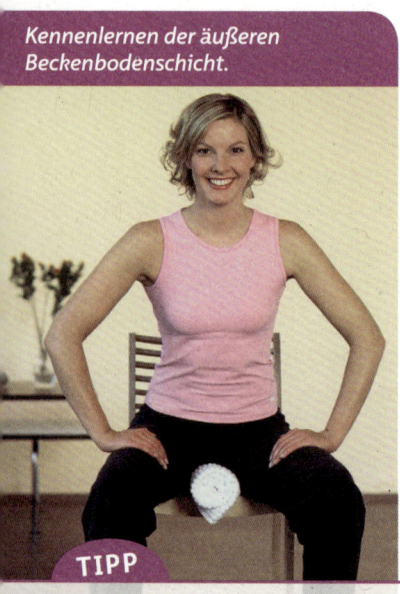

Kennenlernen der äußeren Beckenbodenschicht.

TIPP

Danach verlagern Sie das Gewicht nach hinten, sodass Sie jetzt über der hinteren Beckenbodenmuskulatur sitzen. Konzentrieren Sie sich dabei auf den Afterschließmuskel, und versuchen Sie, diesen kräftig zusammenzukneifen.

Halten Sie die Spannung 6 Sekunden, dann lassen Sie locker. Wiederholen Sie diesen Vorgang 4- bis 6-mal.

Das Üben gegen einen festen Widerstand erleichtert die Wahrnehmung der vorderen und hinteren Beckenbodenmuskulatur.

Die mittlere Beckenbodenmuskulatur

Die mittlere Beckenbodenschicht spannt sich wie ein Trampolin im vorderen Abschnitt des Beckenausgangs zwischen Sitzbeinknochen und dem Schambein. Die Fasern verlaufen quer. Diese Muskelschicht besteht aus dem trapezförmigen Hauptmuskel, dem quer verlaufenden Dammmuskel, der den Beckenausgang zu drei viertel abdeckt, und seinem schwächeren, schmalen Partner, dem oberflächlichen quer verlaufenden Dammmuskel, sowie dem Blasenschließmuskel.

Der Blasenschließmuskel

Er besteht aus Muskelfasern, die sich vom Damm-muskel abspalten und um die Harnröhre spiralförmige Schlingen bilden. Er ermöglicht den willentlichen Harn-blasenverschluss. Seine Entspannung ermöglicht die Blasenentleerung. Der äußere Blasenschließmuskel, den man im Gegensatz zum inneren Blasenschließ-muskel bewusst an- und entspannen kann, liegt im Beckenboden und schlingt sich von da aus nach oben zur Blase.

Der quere Dammmuskel

Er hat eine stabilisierende Funktion für das Becken und die gesamte Haltung und zieht die Sitzbeinknochen zueinander. Der Muskel kann die seitlichen Becken-anteile verengen und fängt vor allem einen erhöhten Bauchinnendruck ab, wenn im Bauchraum Druck nach innen ausgeübt wird (»Bauchpresse«, Husten, Niesen, schweres Heben).
Bei Frauen ist dieser Teil der Muskulatur bedeutend schwächer als beim Mann. Man hat herausgefunden, dass Männer hier fast doppelt so viel Muskelgewebe aufweisen. Zusätzlich wird die Muskelschicht bei der Frau noch durch die durchtretende Scheide geschwächt.

Diese dünnere Muskelschicht bei der Frau ermöglicht dem kindlichen Kopf bei der Geburt, leichter hindurchzutreten. Aber ansonsten stellt diese Muskelplatte eher einen Schwachpunkt bei den Frauen dar.

Wahrnehmungsübung für die mittlere Schicht

Setzen Sie sich aufrecht auf einen harten Stuhl, und erfühlen Sie ganz bewusst Ihre Sitzbeinknochen. Wichtig ist, dass die gesamte Wirbelsäule aufrecht bleibt. Legen Sie beide Handflächen unter diese Knochen, und schaukeln Sie mit dem Becken ein wenig hin und her.

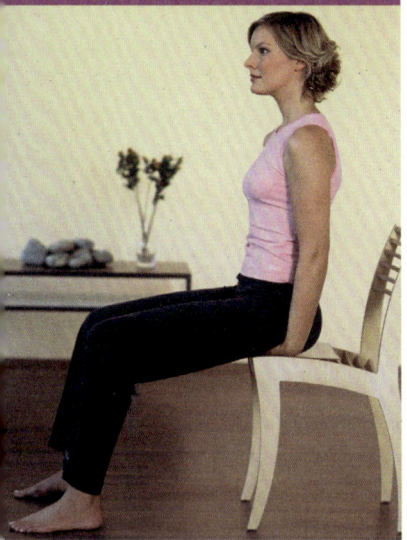

Wahrnehmen der Sitzbeinknochen und Kennenlernen der mittleren Beckenbodenschicht.

Nehmen Sie die Sitzbeinknochen bewusst wahr, und stellen Sie sich vor, dass sich dazwischen der Beckenboden befindet.

Dann bleiben Sie still sitzen und versuchen, die Sitzbeinknochen zueinanderzuziehen. Man spürt zwar äußerlich nicht viel, aber der mittlere Beckenbodenmuskel spannt sich dabei an.

Halten Sie die Spannung 6 Sekunden, dann lassen Sie

locker. Wiederholen Sie diesen Vorgang 4- bis 6-mal. Je mehr Sie mit der Zeit das Gespür für diesen Muskel bekommen, umso mehr konzentrieren Sie sich auch darauf, den Damm in sich hinein hochzusaugen.

TIPP

Diese Übung kann man auch gut – genau wie die vorherige und die nächste Übung – auf einem Pezzi-Ball (→ Seite 65) machen.

Die innere Beckenbodenmuskulatur

Diese innerste, tiefste Muskelschicht verläuft wiederum von vorn nach hinten, schließt das Becken nach unten hin ab und hat den größten Einfluss auf die Haltung und die Aufrichtung der Wirbelsäule. Sie trägt und stützt die inneren Organe, Blase, Gebärmutter, Scheide und Enddarm. Außerdem verhindert sie das Vorfallen von Scheide und Gebärmutter. Sie wird aus zwei Muskelpaaren und vor allem einer sechsteiligen fächerförmigen Muskelplatte gebildet. Die innerste Muskelschicht liegt wie eine Schale bzw. wie ein Trichter im Becken und verläuft vom Kreuz- und Steißbein zum Schambein und breitet sich zu den Seiten des kleinen Beckens hin fächerförmig aus. Sie lässt den sogenannten Levatorschlitz frei, sodass die Ausgänge von Harnröhre, Scheide und After frei bleiben. Dieser innerste Hauptmuskel heißt Afterhebemuskel und besteht aus drei Muskelzügen:

Der Steißbeinmuskel

Der Steißbeinmuskel schließt hinten an den Seitenflächen des unteren Kreuzbeins und des Steißbeins an den Afterhebemuskel an. Er kommt vom Sitzbeinstachel und breitet sich fächerförmig aus. Der Steißbeinmuskel ist bei den Tieren für das »Schwanzwedeln« zuständig. Bei den Menschen kann er das Steißbein leicht nach vorn ziehen.

PC-Muskel oder Liebesmuskel

Während die beiden ersten Muskelteile des Afterhebemuskels paarig verlaufen und Schlingen um die Öffnungen von Harnröhre, Scheide und Darmausgang bilden, überzieht der PC-Muskel oder Liebesmuskel diese beiden und ist für die Sexualität von Bedeutung. Er reicht vom Schambein bis zum Steißbein.

Der innere U-Muskel

Dieser Muskel bewirkt eine Verengung und ein Nach-vorne-ziehen von Harnröhre und Scheide. Er verläuft vom Schambein schlingenförmig um den Mastdarm und vereinigt sich dort mit der Gegenseite. Er ist der wichtigste Darmschließmuskel.

Wahrnehmungsübung für die innere Schicht

Stellen Sie sich aufrecht mit lockeren Knien hin. Das Becken befindet sich in der Mittelstellung (kein hohler oder runder Rücken). Legen Sie die Finger einer Hand

oben an das Schambein und die Finger der anderen Hand hinten an das
Kreuzbein, sodass die Fingerspitzen
zum Steißbein zeigen. Stellen Sie
sich vor, dass das Steißbein nach
unten vorn zieht.

Kennenlernen der inneren Beckenbodenschicht.

Spannen Sie zuerst die äußere und
mittlere Beckenbodenschicht an,
und versuchen Sie dann, zusätzlich das Steißbein mit den inneren
Beckenbodenmuskeln nach vorn
in Richtung Schambein zu ziehen.
Stellen Sie sich vor, z. B. mit einem
Eichhörnchenschwanz mit dem
Steißbein dem Schambein zuzu-
winken.

Entweder die Spannung mindestens
6 Sekunden halten oder versuchen,
den »Schwanz« einige Male pulsierend nach vorn zu ziehen. Sie
können sich bei dieser Übung auch
vorstellen, wie der innerste Beckenbodenmuskel fächerförmig zu den Oberschenkelknochen
zieht und wie der Fächer beim Anspannen enger wird.
Versuchen Sie außerdem, den gesamten Muskel in sich
hochzusaugen. Nehmen Sie den gesamten Muskel vom
Steißbein bis zum Schambein wahr, und ziehen Sie ihn
nach vorn und in sich hinein.

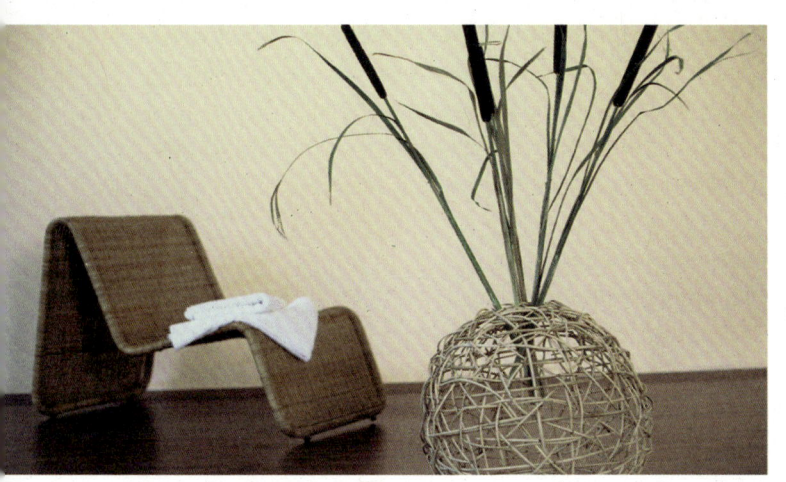

Grundübung für alle Beckenbodenschichten

Stellen oder setzen Sie sich aufrecht hin wie bei der vorigen Übung beschrieben. Oder legen Sie sich auf den Boden, und stellen Sie die Beine auf. Stellen Sie sich den Beckenboden zwischen den vier Punkten Schambein, Steißbein und Sitzbeinknochen vor.

Ziehen Sie beim Ausatmen das Steißbein gedanklich nach vorn in Richtung Schambein und gleichzeitig beide Sitzbeinknochen zur Mitte hin. Ziehen Sie nun den gesamten Beckenboden nach oben, und saugen Sie ihn in sich hinein.

Beginnen Sie diese Anspannung mit der Ausatmung. Beim Einatmen die Spannung loslassen, aber immer eine kleine Grundspannung beibehalten.

Wenn Sie schon geübter sind: Den Beckenboden wie eben beschrieben in sich hineinzuziehen und hochsaugen, diese Anspannung 3 bis 6 Atemzüge halten.
Dann entspannen und dem Beckenboden Zeit lassen zum »Aufatmen« und Sauerstofftanken.

Für alle Übungen gilt:

Sie finden jeweils Angaben, wie lange Sie die Spannung halten und wie oft Sie die Übung wiederholen sollten. Je geübter Sie sind, umso leichter wird Ihnen das fallen. Sie dürfen dann die Anspannungsphasen gern erhöhen, beachten Sie aber immer auch die Entspannung danach. Legen Sie außerdem öfters Nachspürpausen ein. In diesen Pausen erholt sich der Muskel und kann wieder Sauerstoff tanken. Außerdem vermeiden Sie dadurch Verspannungen.

TIPP

Stellen Sie sich den Beckenboden als einen Sauger, z. B. einen Pümpel (Sauger für Abflussrohre) vor. »Schnüren« Sie zunächst wie beschrieben die vier Eckpunkte Schambein, Steißbein und Sitzbeinknochen zusammen, und ziehen Sie nun mit dem gedachten Pümpel Ihren gesamten Beckenboden in sich hinein.

Beckenboden und Haltung

Die Grundlage für die aufrechte Haltung ist die Balance des Beckens. Lesen Sie deshalb das Kapitel über das Becken sehr genau durch. Erkunden Sie Ihr Becken mit Ihren Händen und Ihrer inneren Wahrnehmung. Führen Sie die Übungen dazu sorgfältig aus.

Wenn die Bauchmuskulatur zu schwach ist, kippt das Becken nach vorn, wodurch sich das Hohlkreuz verstärkt. Die Muskulatur im Kreuzbereich verkürzt sich, und der Bauch wölbt sich nach vorn. Die Beckenbodenmuskulatur erschlafft. Dies begünstigt Rückenprobleme ungemein.

Aber auch ein runder Rücken und das Sitzen mit Rundrücken sorgt für überdehnte Beckenbodenmuskeln und staucht die Bandscheiben sowie Wirbelkörper aufeinander. Immer wenn der Bauch und die inneren Organe zusammengedrückt werden, wie beim Rundrücken, überträgt sich der Druck auf den Beckenboden. Der Beckenboden ist ein Leben lang durch das Gewicht der inneren Organe sowie des Oberkörpers stark belastet. Für eine ausgewogene, ausbalancierte, lotgerechte Haltung, die immer auch im Kampf gegen Rückenprobleme sehr wichtig ist, sind nicht nur die Bauch-, Gesäß- und Rückenmuskeln von Bedeutung, sondern ganz besonders auch die Beckenbodenmuskeln. Eine aufrechte Haltung und ein aufrechter Gang sorgen für eine alltägliche Entlastung des Beckenbodens und des Rückens.

Haltungsübung 1: Die gute Haltung im Stehen

Stehen Sie aufrecht, mit leicht gebeugten Knien, die Füße hüftbreit auseinander. Legen Sie eine Hand auf den Unterbauch, die andere auf das Kreuzbein, und kippen Sie das Becken einige Male vor und zurück. Lassen Sie diese Bewegung immer kleiner werden, bis sich das Becken in der Mittelstellung befin-det. Die Darmbeinstachel und das Schambein befinden sich nun auf einer Linie. Die Bauch-, Gesäß- und Beckenbodenmuskeln stabilisieren in dieser günstigen Haltungspo-sition die Wirbelsäule und geben den inneren Organen Halt. Die Schultern sind tief und weit. Die Schultergelenke befinden sich über den Hüftgelenken. Der Brustkorb ist aufgerichtet, und der Kopf thront auf der Wirbelsäule. Stellen Sie sich vor, dass er wie ein leichter Luftbal-lon nach oben schwebt, während das Steißbein eher nach unten zieht.

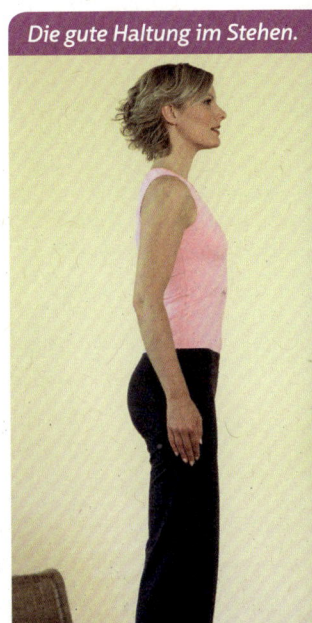

Die gute Haltung im Stehen.

TIPP

Von der Seite betrachtet könnte man ein Lot bzw. eine senkrechte Linie ziehen, die vom Ohr ausgeht und durch das Schulter-, Hüft-, Knie- und Fußgelenk führt.

Der Beckenboden kann in der aufrechten Haltung eine optimale Grundspannung behalten und die Wirbelsäule bzw. den ganzen Körper stabilisieren.

Haltungsübung 2: Die gute Haltung im Sitzen

Diese Übung ist der vorigen recht ähnlich, jedoch wird hierbei die Last des Oberkörpers an das Becken abgegeben und von dort auf die Sitzbeinknochen und das Schambein. Krummes Sitzen kann den Beckenboden,

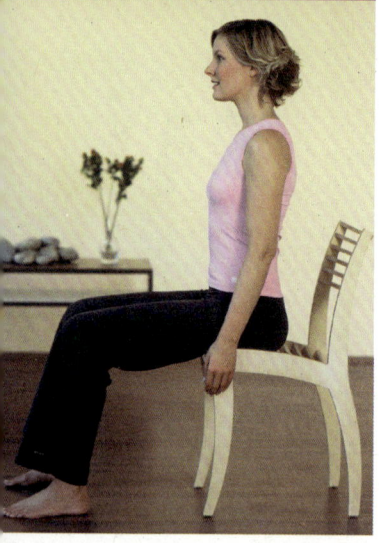

Übungen im Sitzen sollten auf einem harten Stuhl oder Hocker gemacht werden.

der dazwischenliegt, stark belasten. Setzen Sie sich aufrecht auf das vordere Drittel eines Stuhls. Stellen Sie die Füße etwa hüftbreit fest auf dem Boden auf. Die Fußspitzen zeigen nach vorn und befinden sich unter den Knien. Setzen Sie sich direkt auf die Sitzbeinknochen. Die Wirbelsäule ist darüber senkrecht aufgerichtet. Der Brustkorb ist ebenfalls aufgerichtet. Die Arme und Schultern hängen in der Mittelposition schwer nach unten. Kopf und Nacken sind lang und ziehen nach oben, das Steißbein nach unten.

Beckenboden und Atmung

Der Atem ist etwas Kostbares, das man oft nicht genug zu schätzen weiß. Viel zu selten beschäftigt man sich mit ihm. Er ist etwas Lebendiges und beinhaltet Lebenskraft, Lebensenergie und eine große innere Heilkraft.

Der Atem umfasst nicht nur die Lunge, sondern den gesamten Körper. Jede Zelle atmet. Schon Buddha sagte: »Der gesunde Mensch atmet bis in die Zehe.« Das heißt, er lässt den Atem in die Tiefe fließen.

Allzu häufig hat sich der heutige Mensch einen flachen, oberflächlichen, eher gehaltlosen Atem angewöhnt, der sich nur im Brustkorbbereich erstreckt. Schlechte Haltungsgewohnheiten, Bewegungsmangel und vor allem seelischer Stress und körperliche An- bzw. Verspannungen verschlimmern dies immer mehr.

Der gehaltvolle, tiefe Atem dagegen durchströmt den gesamten Organismus und hält jede Zelle in einem gesunden, gut ernährten Zustand und beseitigt seelische und körperliche Verspannungen. Unsere Gedanken und Emotionen beruhigen sich, die Nerven erholen sich. Wir können uns nur dann rundum wohlfühlen, wenn wir den Atem langsam und ruhig in die Tiefe fließen lassen, denn nur dann kann sich unser parasymphatisches Nervensystem beruhigen.

Die Chinesen betonen, dass der Atem die Energiezentren, also die Chakren, belebt. Ausgehend vom Becken und vom Wurzelchakra durchströmt er den ganzen Körper. Atem ist immer auch Energiefluss. Die tiefe Atmung schickt Energie in das Becken und seine Organe. Und diese Energien sprudeln dann nach oben zu den höher gelegenen Energiezentren und beleben alle anderen Chakren, auch das oberste Kronenchakra und das Gehirn.

Das Zwerchfell

Die Beckenboden- und Bauchmuskeln sind Gegenspieler des Zwerchfells, also des wichtigsten Atemmuskels. Das Zwerchfell liegt etwa in der Mitte unseres Körpers und ist zwischen den Rippen wie eine Kuppel aufgespannt. Das Zwerchfell und der Beckenboden hängen eng miteinander zusammen. Während sich beim Einatmen das Zwerchfell nach unten senkt, um der Lunge Platz zu machen, müssen die Bauchorgane nach vorn und unten ausweichen. Sie werden in die sogenannte »Bauchmuskelhängematte« hineinbewegt und auch in den Beckenboden, der sich dadurch etwas ausdehnt.

Beim Ausatmen steigt das Zwerchfell wieder nach oben und unterstützt die Ausatmung, indem es gegen die Lunge drückt. Die Bauchmuskelfasern ziehen sich zusammen, und auch die Beckenbodenmuskeln ziehen sich jetzt nach innen und oben zusammen, sofern ihr Tonus noch nicht ganz abgeschwächt ist. Der Bauch wird flacher. Der Atem strömt aus. Die Bauch- und Beckenbodenmuskeln arbeiten antagonistisch (als Gegenspieler) mit dem Zwerchfell zusammen. Sie wirken für die Ausatmung unterstützend.

Die Tiefenatmung

Atmung und Beckenboden hängen eng miteinander zusammen und beeinflussen sich gegenseitig. Beckenbodenübungen werden durch den tiefen Atem intensiviert, und auch umgekehrt beeinflusst der Beckenboden den tiefen Atem. Mit jedem Atemzug wird der Beckenboden »in Schwung« gehalten, vitalisiert und mit neuer Energie versorgt. Besonders die Ausatmung unterstützt die Beckenbodenspannung beim Üben. Durch eine gute Zusammenarbeit der Bauch- und Beckenbodenmuskeln mit dem Zwerchfell werden außerdem die inneren Organe und Eingeweide wunderbar massiert und durchblutet sowie funktionstüchtig erhalten.

Die nachfolgenden Übungen verdeutlichen die Zusammenarbeit von Zwerchfell und dem Beckenbodenmuskel besonders gut. Dadurch können Sie sich das Zusammenspiel besser vorstellen.

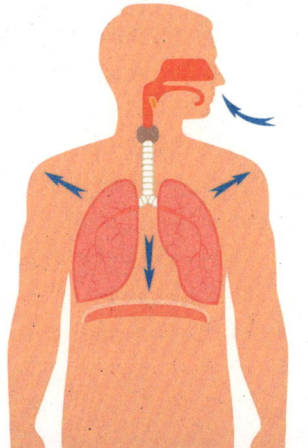
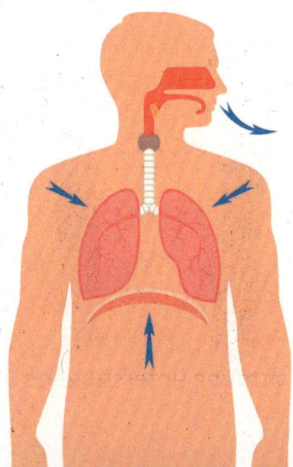

Atemübung

Stellen Sie sich aufrecht hin. Die Knie sind leicht gebeugt, die Füße stehen fest (verwurzelt) auf dem Boden. Legen Sie eine Hand etwa in Höhe des Zwerchfells, die andere vor den Unterbauch. Die Handrücken beider Hände zeigen dabei nach oben und sind leicht gewölbt.

Mit dem Einatmen lassen Sie beide Hände leicht flacher werden und senken sie nach unten.

Stellen Sie sich dabei vor, wie das Zwerchfell sich nach unten senkt und abflacht und der Beckenboden sich ein wenig weitet. Nehmen Sie gleichzeitig wahr, wie Raum entsteht und Luft in die Lunge einströmen kann. Mit dem Ausatmen lassen Sie Ihre Hände sich wieder locker nach oben wölben. Visualisieren Sie dabei das Anheben des Zwerchfells und der Beckenbodenmuskulatur.

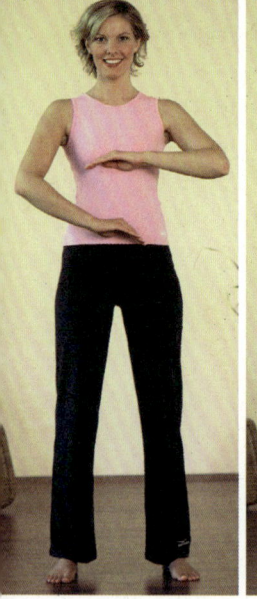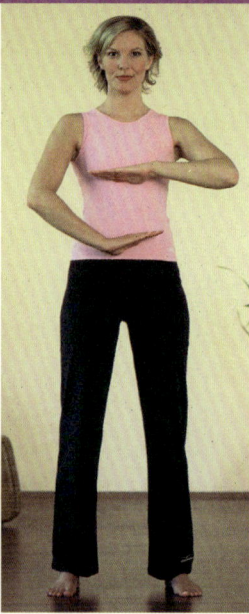

Beim Ausatmen sind die Hände nach oben gewölbt (links), beim Einatmen werden sie nach unten abgeflacht (rechts).

Fahrstuhlübung

Es gibt in der Beckenbodengymnastik eine Basisübung, die Sie überall ausführen und sich auch bei allen Übungen vorstellen können: Stellen Sie sich vor, der Muskel ist ein Fahrstuhl. Er steht im Erdgeschoss. Spannen Sie zuerst alle Schließmuskeln an, indem Sie sie in Gedanken zusammenschnüren (als ob man einen Schwamm ausdrücken wollte), und ziehen Sie die Sitzbeinknochen zueinander. Dann den gesamten Beckenboden in sich hineinziehen: in den ersten Stock, hier kurz halten und verweilen. Dann in den zweiten Stock, kurz halten, in den dritten Stock, kurz halten – schaffen Sie auch den vierten Stock noch? Danach die Spannung lösen und den Beckenboden mit Zwischenstopps wieder bis in das Erdgeschoss fahren lassen. Entspannen, bis auf eine Grundspannung, die der Beckenboden immer haben darf.

INFO

WICHTIG!

Während der Übung weiteratmen, nicht den Atem anhalten. Oder den Atem als großen Unterstützer gebrauchen: Während dem »Nachobenfahren« durch den Mund ausatmen, entweder fließend oder pulsierend (in jedem Stockwerk etwas Luft ausblasen). Nie die Luft anhalten. Immer hilfreich ist es, wenn Sie durch den leicht geöffneten Mund ausatmen (z. B.: auf »fff«, »chch« oder »tsch«).

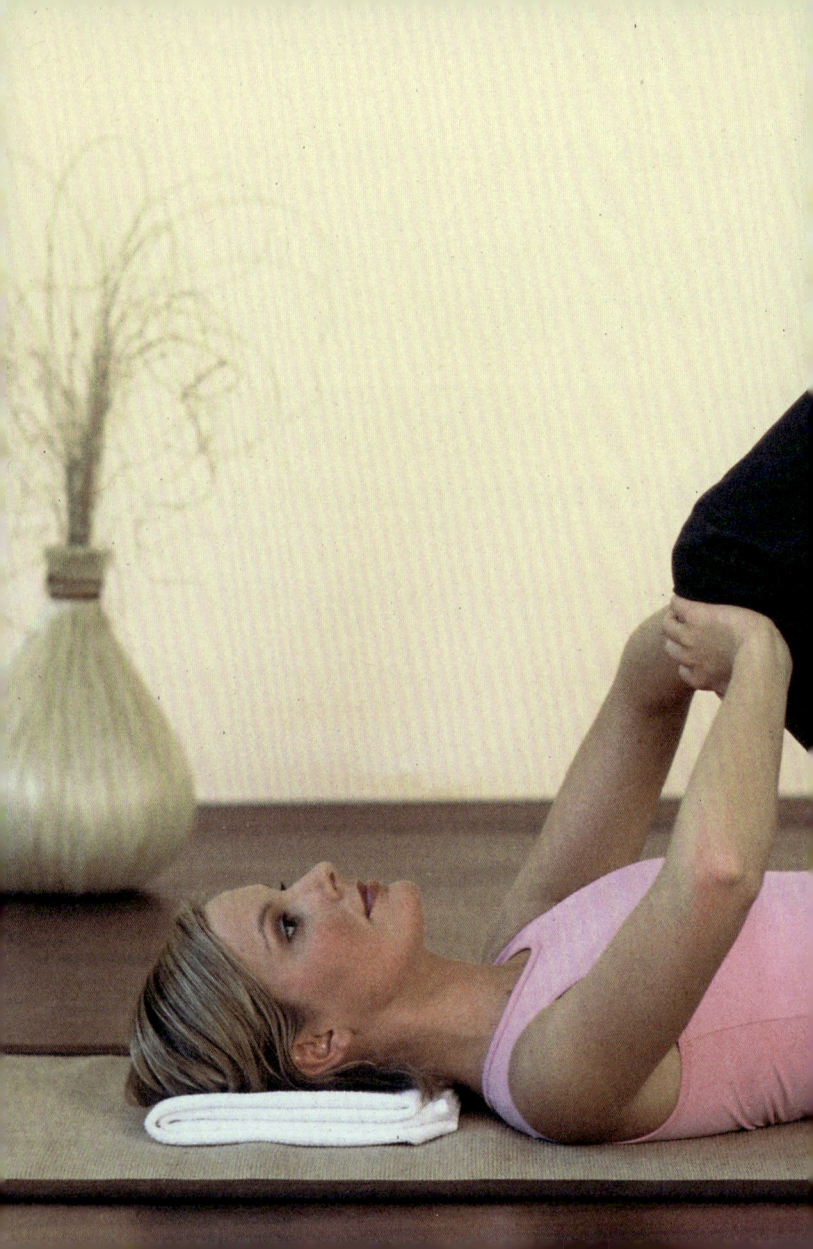

44 Übungen für einen starken Beckenboden

Nun folgt das wichtigste Kapitel, nämlich die Praxis. Hier geht es um viele verschiedene effektive Übungen: im Liegen (in Rücken-, Seiten- oder Bauchlage) im Sitzen, im Vierfüßlerstand und im Stehen. Integrieren Sie die aktiven Beckenbodenübungen in den Alltag. Sie werden sehen, dass es genügend Möglichkeiten gibt, den Beckenboden so ganz nebenbei – manchmal buchstäblich zwischen Tür und Angel – zu kräftigen.

Clever trainieren

Wo wir gehen und stehen, können wir so ganz nebenbei eine Beckenbodenübung einschieben. Und das ist auch wünschenswert, denn je mehr wir die Beckenboden-übungen in den Alltag integrieren, um so schneller werden wir Erfolge erzielen. Wenn Sie sich erst einmal daran gewöhnt haben, regelmäßig aktiv zu werden, fällt Ihnen das Üben bestimmt leicht und macht Ihnen Spaß.

Hilfsmittel

Manchmal können kleine Hilfsmittel die Übung intensiver oder leichter machen. Ein Ballkissen, auf dem man steht, bewirkt immer eine intensivere Muskelanspannung. Eine Stuhllehne, eine Wand oder ein Schrank kann einem dazu dienen, dass man sich daran festhalten und dadurch das Gleichgewicht besser halten kann.

Dynair-Ballkissen

Sehr vorteilhaft für Beckenbodenübungen ist das Dynair-Ballkissen. Es unterstützt die Wirksamkeit vieler Übungen. Man kann es als Lagerungshilfe benutzen, um das Becken in der Rückenlage anzuheben. Dies ist bei der Beckenbodengymnastik immer günstig, denn je besser der Beckenboden entlastet ist, umso besser können Sie ihn trainieren. Bei allen Übungen mit dem Ballkissen werden die tiefen Beckenboden- und auch die Rücken-muskeln verstärkt angesprochen.

Redondo-Ball

Sie können einen Redondo-Ball mit einem Strohhalm auf die gewünschte Größe aufblasen. Er besteht aus einem sehr weichen, anschmiegsamen, geschäumten Material. In der Rückenlage kann man das Becken darauf ablegen, sodass es weich, angenehm und gut aufliegt und außerdem etwas höher gelagert ist.

Noppenball, Thera-Band, Handtuch und Pezzi-Ball

Wer einen großen Noppenball besitzt, kann viele Übungen damit ausführen. Zudem kann das Thera-Band oder ein einfaches Handtuch viele Übungen unterstützen. Anstelle eines Stuhls oder Hockers können Sie auch einen großen Pezzi-Ball benutzen.

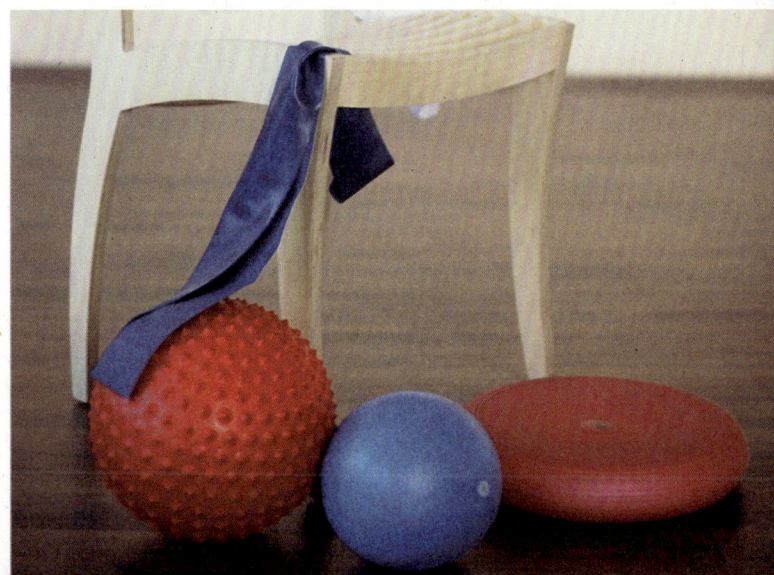

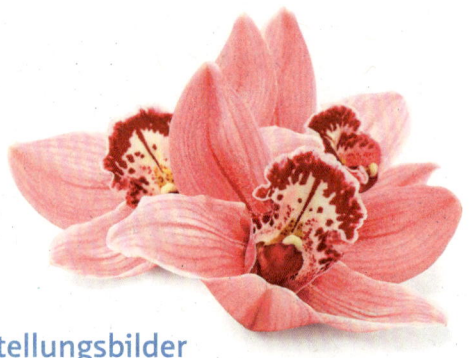

Vorstellungsbilder

Es gibt einige Vorstellungsbilder, die helfen können, den Beckenboden besser zu verstehen und zu erfühlen. Gerade, weil er ein innerer, nicht sichtbarer Muskel ist, sind solche Bilder oft sehr hilfreich. Der eigenen Fantasie sind dabei keine Grenzen gesetzt. Oft finden die Übenden selbst ihre eigenen hilfreichen Vorstellungsbilder, um die Übungen zu unterstützen.

Schale oder Hängebrücke

Stellen Sie sich den Beckenboden wie eine Schale vor, die den Beckenausgang nach unten abschließt, oder wie eine Hängebrücke. Beim Einatmen weitet sich die Schale oder Hängebrücke etwas nach unten aus. Beim Ausatmen hebt sie sich leicht an und wird nach oben gezogen.

Kirschkerne hochsaugen

Stellen Sie sich vor, dass Sie auf einem Kirschkernsäckchen sitzen, oder setzen Sie sich tatsächlich darauf. Stellen Sie sich nun vor, dass Sie mit Ihrem Beckenboden die Kirschkerne in sich hinein nach oben saugen. Versuchen Sie, sie immer höher zu saugen. Sie können dieses Hochsaugen mit der Ausatmung unterstützen. Danach entspannen und nachspüren.

Fächer

Wie Sie bereits erfahren haben, ähnelt die innere Beckenbodenmuskulatur einem Fächer. Stellen Sie sich nun vor, dass der Griff des Fächers das Steißbein ist. Von dort aus strahlen die Muskelpaare zur Seite und nach vorn hin aus. Stellen Sie sich vor, wie der Fächer beim Einatmen weit wird und sich beim Ausatmen wieder zusammenzieht.

Schaufel

Stellen Sie sich den Beckenboden als Schaufel vor, die ähnlich einer flachen Schale leicht gebogen ist. Auf der Schaufel liegt eine goldene Kugel. Atmen Sie dorthin ein. Beim Ausatmen stellen Sie sich vor, dass Sie den Beckenboden und die goldene Kugel nach oben schaufeln.

Blumenblüte

Stellen Sie sich Ihren Beckenboden als Blüte vor. Beim Einatmen weitet sich die Blüte von Ihrem Dammpunkt aus. Sie entfaltet ihre Blütenblätter, als würde sie sich zur Sonne öffnen. Beim Ausatmen schließt sich die Blüte und zieht sich schützend in sich zusammen. Sie sieht wieder aus wie eine Knospe.

Übungen in Rückenlage

Um gelöst und entspannt üben zu können, sind die Übungen im Liegen ideal. In dieser Lage vereinen sich Entspannung und Anspannung besonders gut. Außerdem sind der Rücken und der Beckenboden entlastet. Die inneren Organe lasten in dieser Körperlage nicht auf ihm, und er kann aus diesem Grunde besser gefühlt werden.

In der Rückenlage können die Unterschenkel auch auf einen Hocker, Stuhl oder Pezzi-Ball aufgelegt werden. Diese Lage ist besonders entspannend, wirkt auch gegen Gebärmuter- oder Blasenvorfall und beeinflusst den venösen Blutrückstrom günstig.

Sehr vorteilhaft ist immer, wenn Sie ein Kissen, eine zusammengerollte Decke, ein Ballkissen, einen Sitzkeil, ein angewärmtes Kirschkernkissen oder einen Redondo-Ball unter das Becken legen. Beachten Sie bei allen Übungen auch die Entspannung, und lassen Sie den Atem gelöst zum Beckenboden hin fließen.

Übung 1: Die Beckenuhr

Legen Sie sich auf den Rücken, und stellen Sie die Beine auf. Stellen Sie sich vor, dass unter Ihrem Becken das Zifferblatt einer Uhr liegt mit den Ziffern 12, 9, 6 und 3. Die Lendenwirbelsäule liegt auf der 12, das Steißbein auf der 6.

Schaukeln Sie zuerst das Becken einige Male vor und zurück, also zur 6 und zur 12. Dann das Becken sanft hin- und herschaukeln, also zur 3 und zur 9. Danach einen Moment das Kreuz schwer liegen lassen und nachspüren.

Nun kreisen Sie das Becken und tippen dabei die Ziffern 6, 3, 12 und 9 an. Lassen Sie den Atem ganz gelöst fließen. Danach in die andere Richtung kreisen. Spüren Sie, wie dabei auch der Rücken massiert wird.

Dann spannen Sie den Beckenboden bewusst an, wenn Sie das Becken zur 6 kreisen, wenn also das Gewicht mehr im Bereich des Steißbeins liegt. Bei der 12 die Spannung lösen.

Wiederholen Sie die Übung 4- bis 6-mal. Lassen Sie den Atem dabei gelöst fließen, und konzentrieren Sie sich ganz auf das Becken und den Beckenboden.

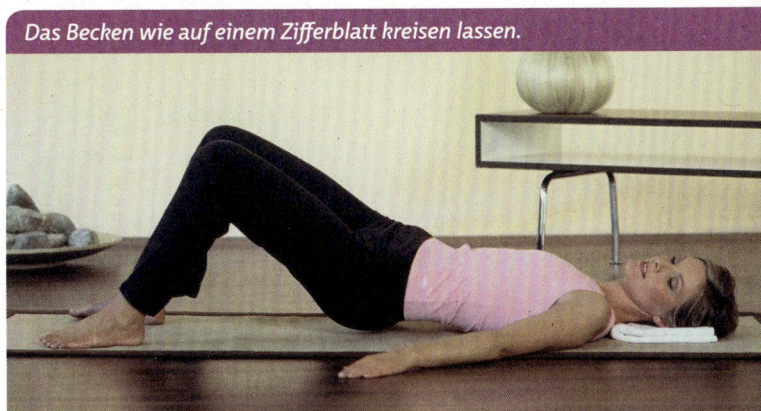

Das Becken wie auf einem Zifferblatt kreisen lassen.

Variation 1

Legen Sie einen weichen Redondo-Ball unter das Becken. Lassen Sie das Becken schwer darauf ruhen, und lassen Sie das ganze Gewicht auf den Ball sinken. Falls er Ihnen zu hoch ist, können Sie etwas Luft ablassen. Dann das Becken langsam und sanft (wie oben) über den Ball kreisen lassen; einige Male rechts-, dann linksherum. Seien Sie ganz locker dabei, und lassen Sie den Atem fließen.

Variation 2

Legen Sie das Becken wie oben angegeben auf dem Ball ab, und schaukeln Sie es langsam nach rechts und links hin und her. Zuerst ganz locker und den Atem dabei ruhig fließen lassen. Dann spannen Sie den Beckenboden kräftig an, wenn Sie das Becken nach rechts (später nach links) schaukeln, und atmen dabei aus. Wenn Sie das Becken in die Mitte zurückschaukeln, gelöst einatmen.

Variation 3

Wie zuvor beschrieben, jedoch das Becken beim Ausatmen abwechselnd rechts oder links zu den Rippen hochziehen.

Übung 2: Entlastung des Beckenbodens

Legen Sie sich auf den Rücken, und stellen Sie die Beine auf. Unterlagern Sie das Becken mit einer zusammengerollten Decke oder einem luftgepolsterten Ballkissen (evtl. mit Noppen). Legen Sie einen Ball, zum Beispiel einen großen Noppenball oder einen weichen Redondo-Ball, zwischen die Knie.

Drücken Sie jetzt zuerst den Rücken kräftig nach unten gegen den Boden, dabei das Becken im vorderen Teil ein klein wenig anheben. Den Ball mit beiden Knien etwas zusammendrücken und gleichzeitig die Becken-bodenmuskeln kräftig anspannen und nach innen ziehen.

Die Spannung 6 bis 10 Sekunden halten, dann locker-lassen. Achten Sie ganz bewusst darauf, dass der Atem dabei gelöst weiterfließt, oder atmen Sie beim Anspan-nen der Beckenbodenmuskeln langsam aus. Außerdem die Schultern und auch das Gesicht entspannt lassen. Danach gelöst liegen bleiben und der Übung ganz ent-spannt nachspüren.

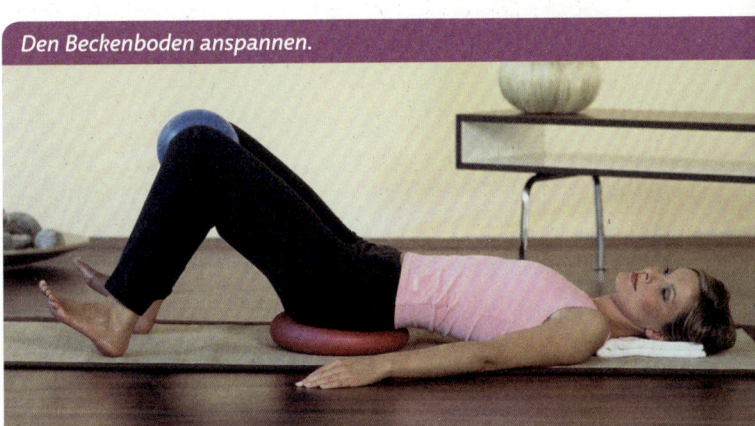

Den Beckenboden anspannen.

Übung 3: Kräftigung des Beckenbodens

Legen Sie sich auf den Rücken, und stellen Sie die Beine auf. Die Arme liegen gelöst neben dem Körper.
Drücken Sie den Rücken nach unten auf die Unterlage. Heben Sie das Becken (nur!) im vorderen Teil leicht an, ziehen Sie das Schambein ein wenig vorn hoch in Richtung Rippen, und spannen Sie die Beckenbodenmuskeln kräftig an. Kneifen Sie sie zusammen, und versuchen Sie, sie in den Körper hineinzusaugen. Stellen Sie sich dann noch vor, dass Sie das Steißbein in Richtung

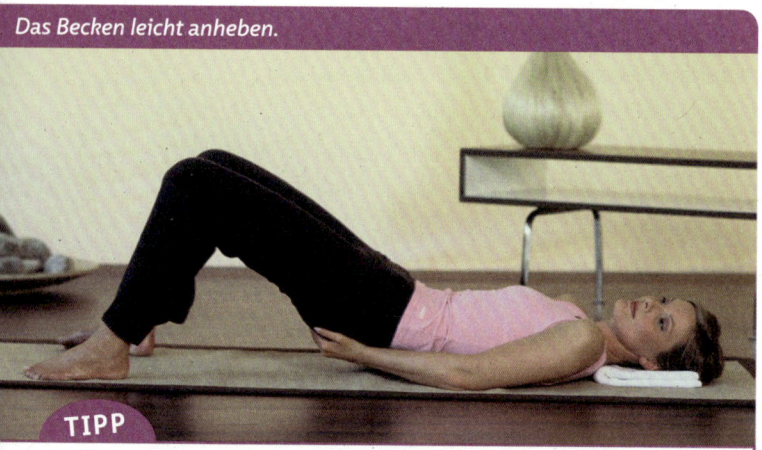

Das Becken leicht anheben.

TIPP

Ganz wichtig: Den Atem während der Übung gelöst fließen lassen oder während der Anspannung langsam ausatmen. Bleiben Sie dabei im Schulterbereich und im Gesicht ganz entspannt.

Schambein ziehen. Außerdem beide Sitzbeinknochen zueinanderziehen.

Halten Sie die Spannung 6 bis 10 Sekunden. Dann lockerlassen und der Entspannung nachspüren.

Leichter fällt es am Anfang oft, wenn Sie die Hände an die Sitzbeinknochen legen, sich auf diese stark konzentrieren und dann versuchen, diese zueinanderzuziehen.

Variation

Übungsablauf wie beschrieben. Drücken Sie jedoch dabei die Fersen in den Boden, und heben Sie die Zehenspitzen an.

Übung 4: Mit dem Ball

Legen Sie sich auf den Rücken, und stellen Sie die Beine auf. Das Becken wieder mit einem Ballkissen oder einer zusammengerollten Decke unterlagern. Legen Sie einen großen Noppen-, Soft- oder anderen Ball zwischen die Knie. Ziehen Sie die Knie zum Bauch, sodass zwischen Unter- und Oberschenkel ein rechter Winkel besteht. Die Fußspitzen zeigen nach oben zur Decke. Die Arme liegen entspannt neben dem Körper. Der Hinterkopf befindet sich auf dem Boden.

Spannen Sie zuerst die Beckenbodenmuskeln an, und ziehen Sie sie nach innen. Drücken Sie dann den Ball mit beiden Knien etwas zusammen.

Halten Sie die Spannung so lange, wie Sie ausatmen können oder den Atem während der Anspannung gelöst weiterfließen lassen. Danach die Beine wieder aufstellen und sich entspannen.

Halten Sie die Spannung 6 bis 10 Sekunden, dann lockerlassen. Die Übung 4- bis 6-mal wiederholen. Danach entspannen und nachspüren.

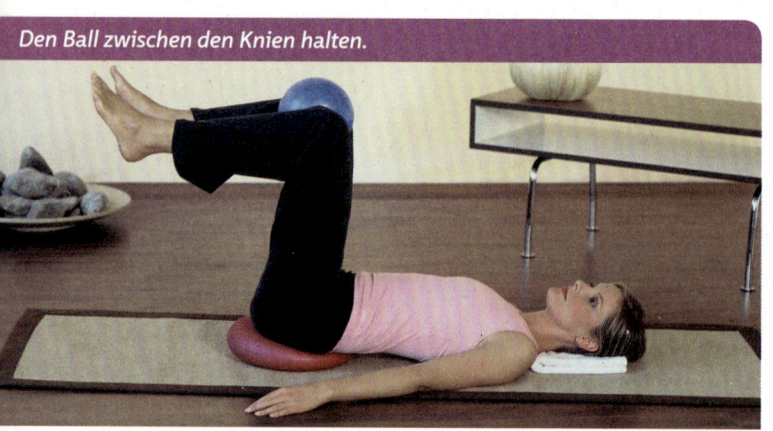

Den Ball zwischen den Knien halten.

Übung 5: Kräftigung der Bauch- und Beckenbodenmuskeln

Legen Sie sich auf den Boden. Unterlagern Sie das Becken mit einem Ballkissen oder einer Decke (oder mit zwei Kissen). Legen Sie einen Ball, z. B. Noppen- oder Softball, zwischen die Knie, und ziehen Sie beide Knie zum Bauch. Zwischen Unter- und Oberschenkel besteht ein rechter Winkel. Legen Sie außerdem die Handballen von vorn (Bauchseite) an die Knie, wobei die Fingerspitzen nach oben zeigen.

Drücken Sie während der langsamen Ausatmung durch den Mund gleichzeitig den Ball mit beiden Knien etwas zusammen und die Handballen gegen die Knie oder Oberschenkel.

Spannen Sie dabei die Beckenbodenmuskeln an, indem Sie sich den Befehl geben: Beckenboden zusammenkneifen und nach innen ziehen. Spüren Sie, dass auch die tiefen Bauchmuskeln automatisch angespannt sind. Achten Sie darauf, die Beckenboden- und Bauchspannung so lange zu halten, wie Sie ausatmen können, und lösen Sie die Spannung beim Einatmen. Oder atmen Sie während der Anspannung gelöst weiter ein und aus. Wichtig ist aber, dass Sie niemals den Atem anhalten!

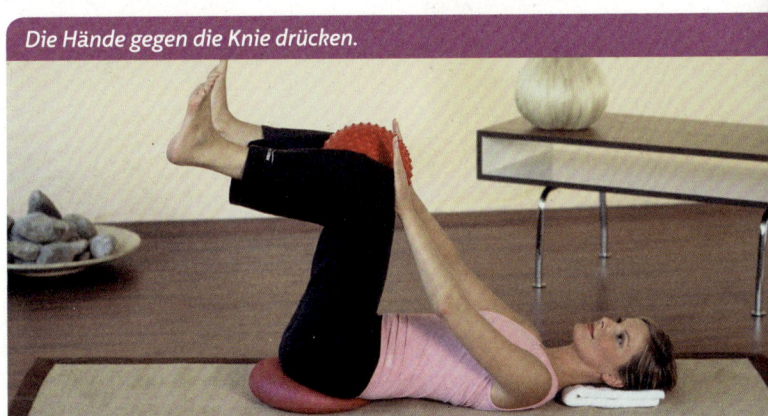

Die Hände gegen die Knie drücken.

Halten Sie die Spannung 6 bis 10 Sekunden oder so lange, wie Sie ausatmen können, dann die Beine gelöst aufstellen. Die Übung 4- bis 6-mal wiederholen.

Variation

Legen Sie beide Hände unter den Kopf, und heben Sie den Kopf während der Anspannungsphase leicht an. Blicken Sie dabei zur Decke. Bauch- und Beckenboden anspannen und nach innen ziehen. Nicht den Atem anhalten.

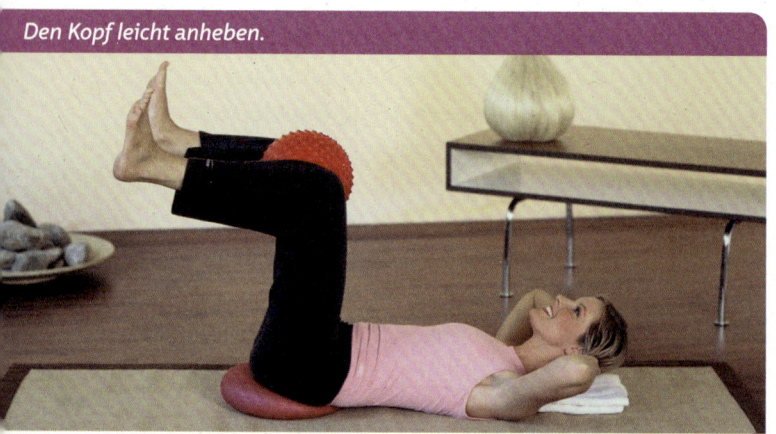

Den Kopf leicht anheben.

Übung 6: Kräftigung der schrägen Bauchmuskeln

Legen Sie sich auf den Boden, und stellen Sie die Beine auf. Unterlagern Sie das Becken mit einer Decke, einem

Handtuch oder Kissen. Legen Sie einen Ball, z. B. Noppen- oder Softball, zwischen die Knie, und nehmen Sie die linke Hand unter den Kopf. Der rechte Arm liegt zunächst neben dem Körper.

Drücken Sie nun die Fersen in den Boden. Spannen Sie die Beckenboden- und Bauchmuskeln an, ziehen Sie sie nach innen und die Sitzbeinknochen zueinander. Jetzt den Kopf, der mit der rechten Hand unterstützt wird, ein wenig anheben und mit der linken Hand schräg nach rechts, am rechten Oberschenkel vorbei nach vorn schieben. Die Spannung 6 bis 10 Sekunden halten und dabei langsam ausatmen. Dann zurücklegen und ruhig einatmen.

Nach 4 bis 6 Wiederholungen zurücklegen und entspannen. Spüren Sie nach, was die Übung bewirkt hat. Dann zur Gegenseite üben.

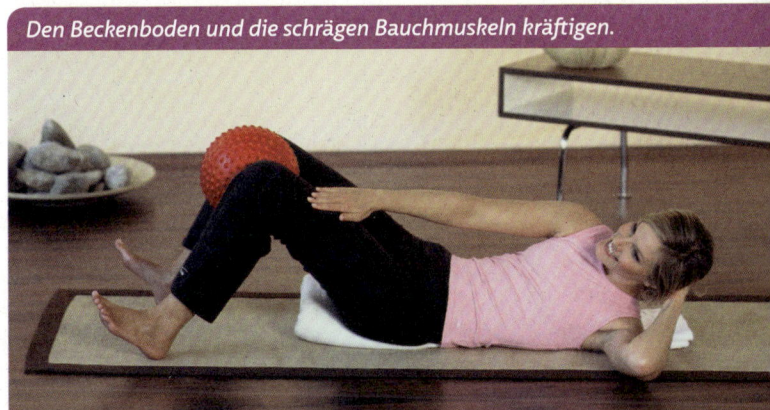

Den Beckenboden und die schrägen Bauchmuskeln kräftigen.

Übung 7: Kräftigung der hinteren Beckenbodenmuskulatur

Legen Sie sich auf den Rücken, und strecken Sie die Beine aus. Überkreuzen Sie dann die Fußgelenke. Drücken Sie die Außenseiten der Füße fest gegeneinander.

Spannen Sie die hintere Beckenbodenmuskulatur an. Versuchen Sie, den hinteren inneren Afterschließmuskel in sich hineinzuziehen.

Halten Sie die Spannung 6 bis 10 Sekunden, dann entspannen. Die Übung 4- bis 6-mal wiederholen.

Achten Sie darauf, dass die Arme, Schultern und das Gesicht entspannt bleiben.

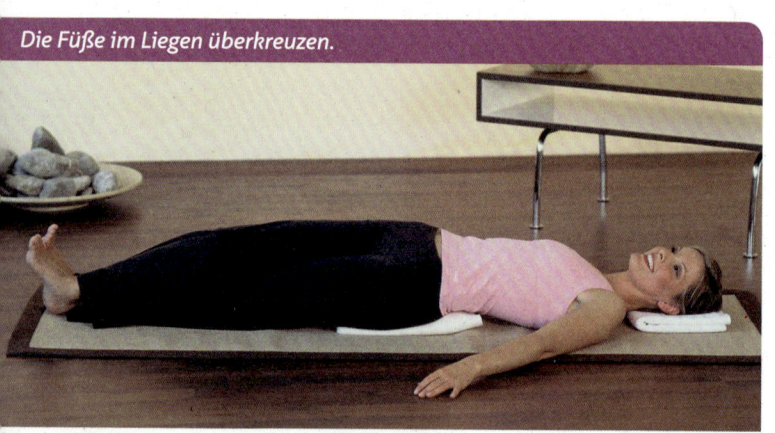

Die Füße im Liegen überkreuzen.

Variation 1

Üben Sie wie zuvor beschrieben, heben Sie jedoch zusätzlich das Becken ein wenig vom Boden an. Dabei spannen sich auch die Gesäßmuskeln an. Wichtig ist, die Spannung im Beckenboden beizubehalten. Legen Sie sich dann entspannt zurück.

Variation 2

Legen Sie ein Ballkissen oder eine Decke unter das Becken, und führen Sie die Übung wie anfangs beschrieben aus. Beim Lockerlassen können Sie dann das Becken auf dem Ballkissen oder der zusammengerollten Decke locker und entspannt hin- und herschaukeln.

Übung 8: Mit überkreuzten Fußgelenken

Legen Sie sich auf den Rücken, und stellen Sie die Beine auf. Legen Sie ein Ballkissen, einen Redondo-Ball oder eine zusammenge- rollte Decke unter das Becken, und strecken Sie die Beine hoch in Richtung Decke. Wenn Sie wollen, können Sie diese Übung auch vor einer Wand machen und die Beine an der Wand hochstrecken.

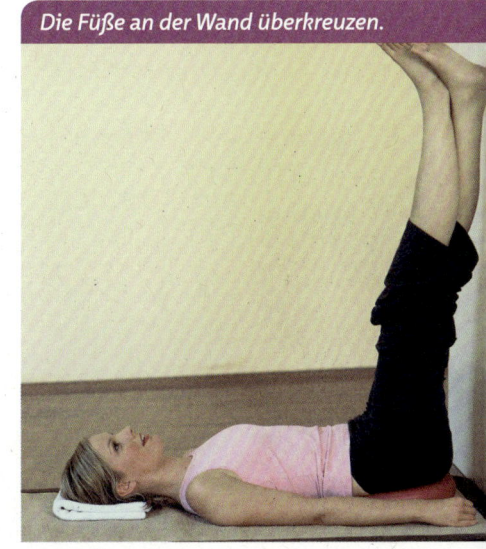

Die Füße an der Wand überkreuzen.

Dann die Fußgelenke überkreuzen. Drücken Sie die Fußaußenkanten gegeneinander, und spannen Sie gleichzeitig die Beckenbodenmuskeln an. Ziehen Sie sie kräftig
nach innen. Konzentrieren Sie sich dabei auf die Mitte
des Beckenbodens, auf den Dammbereich. Die Arme
und den Kopf dabei ganz entspannt liegen lassen. Den
Atem einige Atemzüge lang gelöst fließen lassen oder
während der Anspannung die Luft ausfließen lassen.
Halten Sie die Spannung 6 bis 10 Sekunden lang, dann
die Beine gelöst abstellen und nachspüren.
Die Übung 4- bis 6-mal wiederholen.

Übung 9: Mit dem Thera-Band

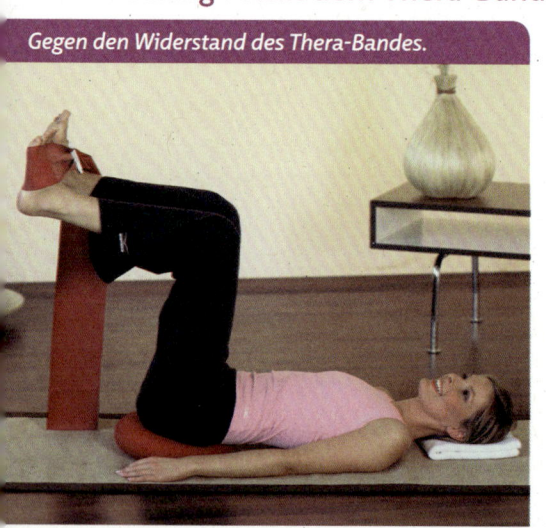

Gegen den Widerstand des Thera-Bandes.

Knoten Sie ein
Thera-Band sehr
eng zusammen
(20 bis 23 Zen-
timeter). Legen
Sie sich auf den
Rücken, schieben
Sie ein Ballkissen
oder eine Decke
unter das Becken,
sodass dieses
etwas erhöht ist.
Die Arme liegen
entspannt auf

dem Boden neben dem Körper. Der Kopf liegt in einer Linie mit dem Rücken. Ziehen Sie die Knie zum Bauch, sodass zwischen Ober- und Unterschenkel ein rechter Winkel entsteht. Dann den rechten Fuß gegen den Widerstand des Thera-Bandes nach außen drücken und gleichzeitig die Beckenbodenmuskeln kräftig anspannen und nach innen ziehen. Darauf achten, dass die Knie nicht nach innen gehen; Füße und Knie müssen auf einer Linie bleiben.

Halten Sie die Spannung 6 bis 10 Sekunden, dabei ausatmen (oder weiteratmen), dann lockerlassen. Anschließend die Übung mit dem anderen Fuß ausführen. Üben Sie mit jedem Fuß 2- bis 4-mal.

Übung 10: Erst Kraft, dann Entspannung

Legen Sie sich auf den Rücken, stellen Sie die Beine und die Fersen auf, und legen Sie das zusammengeknotete Thera-Band diesmal um die Füße im Bereich der Fußsohlen. Die Zehenspitzen zeigen nach oben.

Drücken Sie zuerst die rechte Ferse kräftig in den Boden, und spannen Sie gleichzeitig die Beckenbodenmuskeln an. Heben Sie dann den linken Fuß ein wenig vom Boden an, und ziehen Sie das linke Knie in Richtung Bauch. Das Thera-Band an den Füßen gibt einen deutlichen Widerstand.

Halten Sie die Spannung 6 bis 10 Sekunden, dann lockerlassen und entspannen.

Üben Sie anschließend mit dem anderen Fuß. Jede Seite 2- bis 4-mal.

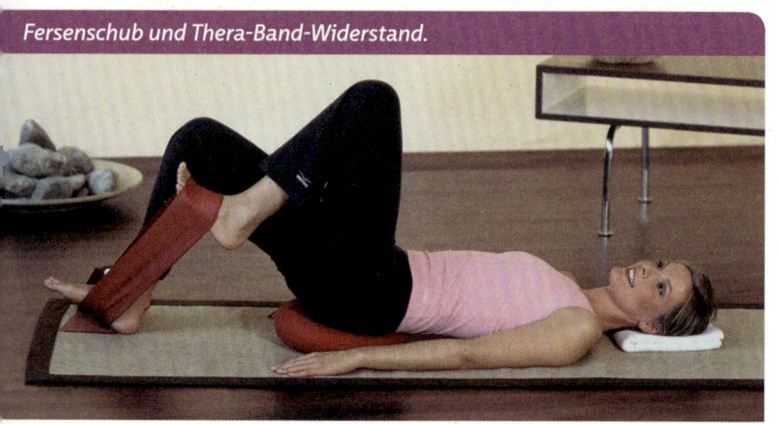

Fersenschub und Thera-Band-Widerstand.

Übung 11: Entspannung und Dehnung

Legen Sie sich auf den Rücken, unterlagern Sie das Becken mit einem Ballkissen, einem weichen Ball oder einer zusammengerollten Decke, und stellen Sie die Beine auf. Die Arme liegen bequem neben dem Körper. Lassen Sie beide Knie langsam nach außen sinken, bis die Fußsohlen sich berühren. Die Hände können bequem entweder auf dem Unterbauch oder den Leisten liegen. Verweilen Sie eine Zeitlang in dieser Position, und entspannen Sie völlig.

Lassen Sie den Atem gelöst zum Beckenboden hinab-fließen, und stellen Sie sich mit jeder Ausatmung vor,

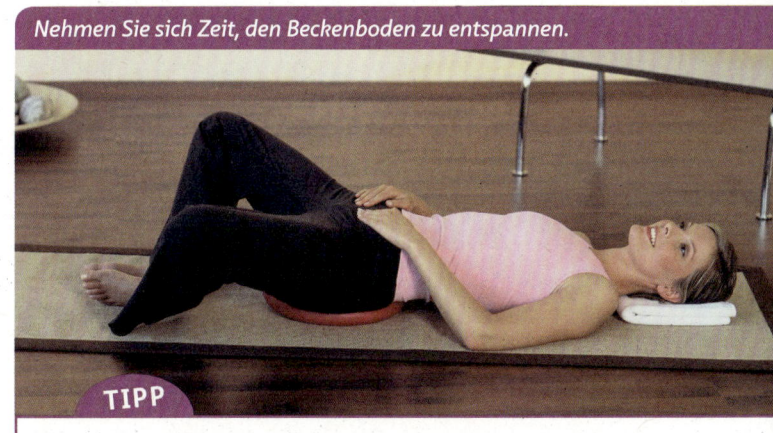

Nehmen Sie sich Zeit, den Beckenboden zu entspannen.

TIPP

Diese Übung ist eine ideale Entspannungsübung und sollte zwischen den einzelnen Anspannungsübungen immer wieder ausgeführt werden. Der Beckenboden wird dadurch entspannt, gut beatmet, mit Sauerstoff versorgt, vitalisiert und vor Verspannungen bewahrt. Der Atem zum Beckenboden hin wird vertieft und belebt.

dass Sie mehr und mehr entspannen. Lassen Sie auch die Knie ganz schwer sein und einfach gelöst nach unten sinken. Genießen Sie diese Entspannungs- und Dehnungsposition so lange, wie Sie wollen.
Dann die Beine wieder aufstellen und nachspüren.

Variation

Nehmen Sie die gleiche Position wie eben beschrieben ein. Konzentrieren Sie sich auf Ihren Atem, wie er kommt und geht. Lassen Sie ihn entspannt und gelöst fließen. Konzentrieren Sie sich auf die Atemwelle: Stellen Sie sich vor und nehmen Sie wahr, wie sich beim Einatmen das Zwerchfell nach unten bewegt und der Bauch sich etwas weitet. Gleichzeitig drücken die inneren Bauchorgane leicht nach unten, sodass der Beckenboden elastisch nachgibt. Visualisieren Sie zunächst, und spüren Sie dann in sich hinein, wie das Zwerchfell beim Ausatmen nach oben steigt und die Bauchorgane wieder zurückgleiten können. Dabei wird der Bauch flacher, und die Beckenbodenmuskeln ziehen sich ohne Ihr aktives Zutun etwas zusammen. Der Beckenboden hebt sich leicht an und wird durch den sanften Ausatemsog nach oben gezogen.

Übung 12: Der innere Lift

Alle Übungen, bei denen das Becken sich höher befindet als der Oberkörper, sind äußerst geeignete Beckenbodenübungen. Denn dann ist die Beckenbodenmuskulatur entlastet und kann besser gefühlt und trainiert werden. Dies ist eine Basisübung: Stellen Sie sich den Beckenboden als Fahrstuhl vor.

Legen Sie sich auf den Rücken, stellen Sie die Beine auf, und unterlagern Sie das Becken mit einem Ballkissen, einem Redondo-Ball oder einer zusammengerollten Decke. Legen Sie unter das Becken ein Handtuch oder ein Thera-Band. Halten Sie dieses mit beiden Händen.

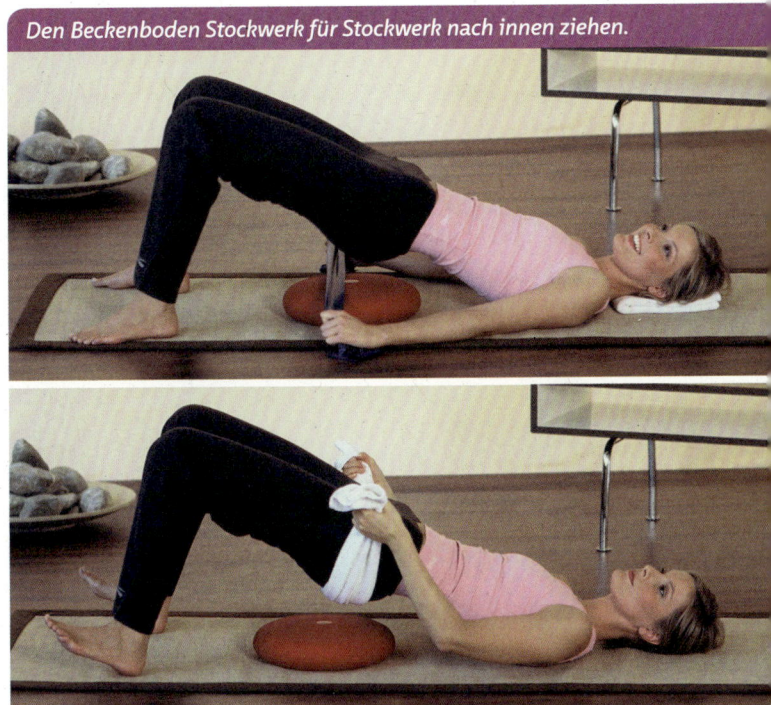

Den Beckenboden Stockwerk für Stockwerk nach innen ziehen.

Heben Sie dann das Becken an, und ziehen Sie das Handtuch oder Thera-Band unter dem Becken auseinander.
Spannen Sie dabei aus dieser erhöhten Lage die Beckenbodenmuskeln kräftig an, und ziehen Sie sie wie einen
Aufzug Stockwerk für Stockwerk nach innen (→ Seite
61). Können Sie erspüren, dass Sie mehr Muskelkraft
entwickeln können, wenn Sie während der Anspannung
langsam ausatmen?

Halten Sie die Spannung 6 bis 10 Sekunden oder so lange, wie Sie ausatmen können – halten, dann entspannen und das Becken ablegen. Ruhig nachspüren und nachatmen.
Die Übung 4- bis 6-mal wiederholen.

Variation

Die Übung wird noch effektiver, wenn Sie während der Anspannung die Zehen hoch ziehen und die Fersen in den Boden drücken.

Übung 13: Entspannung des Beckenbodens

Legen Sie sich auf den Boden, und stellen Sie die Beine auf. Schieben Sie den Redondo-Ball (oder einen anderen weichen Ball) unter Ihr Becken, und lassen Sie es zunächst schwer darauf ruhen. Dann heben Sie das Becken ein klein wenig ab und lassen es auf dem Ball locker und gelöst auf und ab hüpfen, so als ob Sie auf einem Pezzi-Ball sitzen und darauf hüpfen würden. Lassen Sie den Atem locker und gelöst fließen. Seien sie ganz entspannt, und stellen Sie sich dabei vor, wie alle Eingeweide in den Körper hineingeschüttelt werden. Der Beckenboden wird deshalb voll entlastet und mit Sauerstoff versorgt. An- und Verspannungen lösen sich beim Schütteln auf.
Ein gelöster, nicht verspannter Beckenboden kann viel besser trainiert und aufgebaut werden. Aber auch für

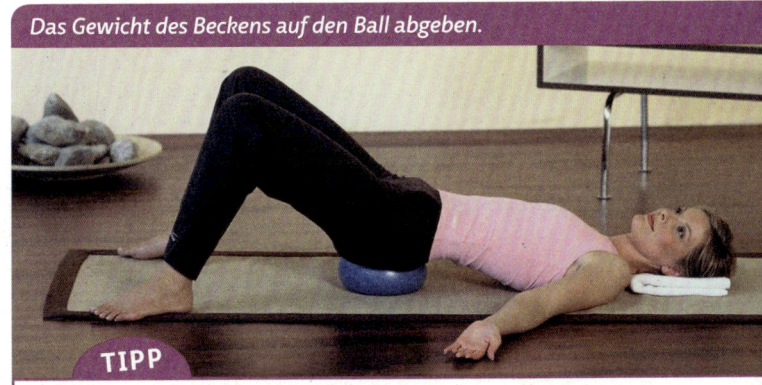

Das Gewicht des Beckens auf den Ball abgeben.

TIPP

Dies ist eine besonders schöne, entspannende Übung für alle Becken- und Beckenbodenmuskeln und ebenso für die Lendenwirbelsäule. Es empfiehlt sich, sie im Alltag immer wieder mal zwischendurch auszuführen, aber auch zwischen den einzelnen Übungen ist diese Entspannungsübung sinnvoll.

Menschen mit Rückenproblemen ist dies eine lösende und entspannende Übung.

Variation

Atmen Sie zum Bauch und Beckenboden hin ein, und lassen Sie dabei diese Muskeln ganz entspannt sein. Beim Ausatmen diese Muskeln kräftig anspannen, nach innen ziehen und mit dem Becken auf dem Ball leicht hüpfen. Danach das Becken entspannt auf dem Ball liegen lassen und der Entspannung nachspüren.

Übung 14: Beckenboden und Beinmuskeln anspannen

Legen Sie sich auf den Rücken, und stellen Sie beide Beine auf. Die Füße etwas auseinanderstellen und die Knie schließen.

Dann die Knie etwas zusammendrücken und dabei die Beckenbodenmuskeln anspannen und nach innen ziehen.

Die Knie sollen nur unterstützend wirken.

Lassen Sie den Atem gelöst fließen, oder atmen Sie bewusst während der Anspannung aus.

Die Spannung 6 bis 10 Sekunden halten oder so lange, wie Sie ausatmen können. Danach entspannen.

Die Übung 4- bis 6-mal wiederholen.

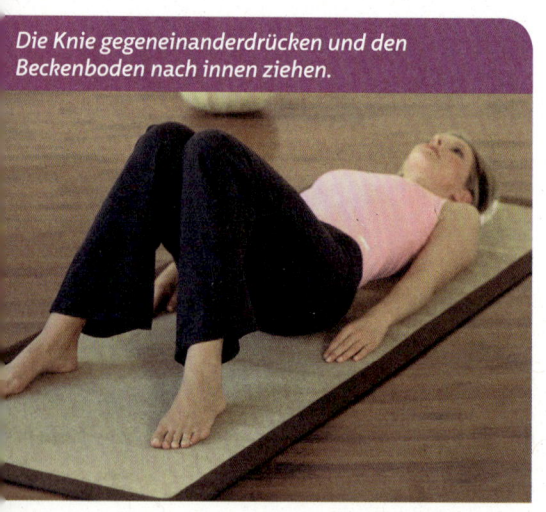

Die Knie gegeneinanderdrücken und den Beckenboden nach innen ziehen.

Variation

Wie zuvor beschrieben, jedoch dabei außerdem die Fersen in den Boden stemmen. Sie werden spüren, dass dadurch die Beckenbodenspannung noch intensiver wird.

Übung 15: Intensive Beckenbodenübung mit dem Handtuch

Legen Sie sich auf den Rücken vor eine Wand und stützen Sie die Fußsohlen daran ab. Unterlagern Sie das Becken mit einem Ballkissen, einem weichen Redondo-Ball oder einer Decke. Ziehen Sie das rechte Knie zum Bauch, und legen Sie das Mittelteil eines Handtuchs über die rechte Fußsohle. Strecken Sie dann das rechte Bein senkrecht nach oben in Richtung Decke, wobei die Fußsohle gegen den Widerstand des Handtuchs nach oben drückt. Dabei die Beckenbodenmuskeln gut anspannen. Sie können außerdem noch mit der linken Ferse gegen die Wand drücken. Dies intensiviert die Übung noch. Halten Sie diese Anspannungsposition einige Atemzüge lang, und achten Sie darauf, dass der Atem gelöst weiterfließt. Danach das Knie senken und einen Moment entspannen und nachspüren. Zuerst mit dem rechten Bein 4-mal üben, dann mit dem linken Bein.

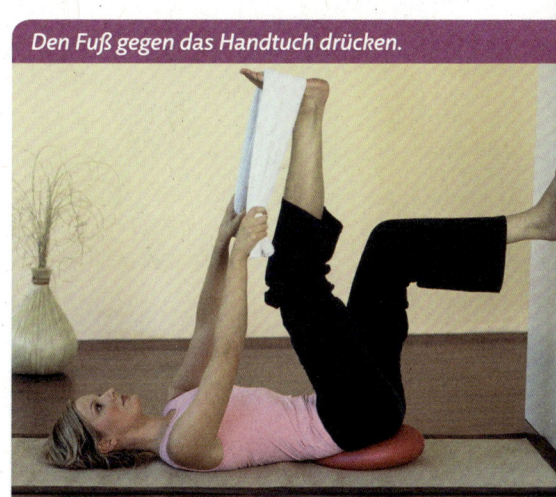

Den Fuß gegen das Handtuch drücken.

Übung 16: Mit dem Stuhl

Legen Sie sich auf den Boden, und legen Sie die Unterschenkel auf einen Hocker. Das Becken mit einer zusammengerollten Decke oder einem Ballkissen unterlagern.

Spannen Sie die Beckenbodenmuskeln an, und ziehen Sie sie Stufe für Stufe, »Stockwerk für Stockwerk« nach innen (→ Seite 61). Dann ausatmend das Becken im

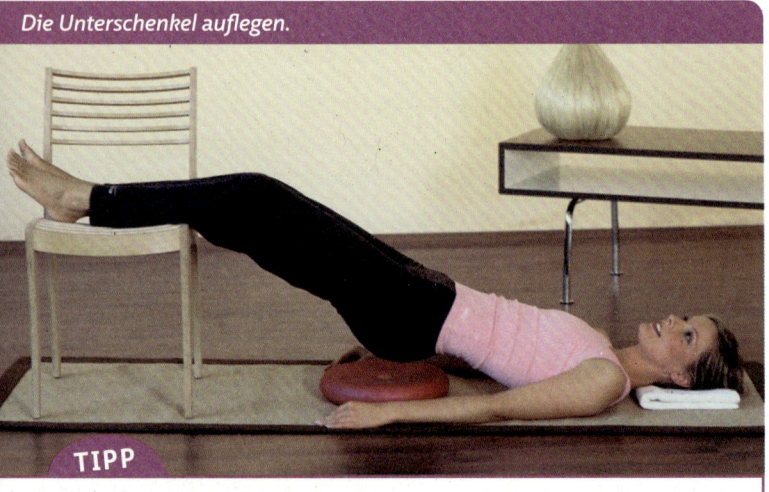

Die Unterschenkel auflegen.

TIPP

Übungen, bei denen die Unterschenkel auf einem Hocker, Stuhl oder Pezzi-Ball liegen, sind ebenfalls ideale Beckenbodenübungen, weil in dieser Lage der Beckenboden entlastet ist und die Schwerkraft während der Beckenbodenanspannung mithilft.

vorderen Teil ein klein wenig anheben (nur ein oder zwei Wirbel) und sich vorstellen, das Steißbein nach vorn und den Damm nach innen ziehen zu wollen.
Die Spannung so lange halten und Stockwerk für Stockwerk intensivieren, wie Sie können. Dabei ausatmen oder weiteratmen. Danach das Becken locker ablegen, die Spannung lösen und zum Beckenboden hin gelöst ein- und ausatmen.
Die Übung 4- bis 6-mal wiederholen.

Variation 1

Wie eben beschrieben, jedoch das Becken ein wenig höher anheben. Danach noch ein wenig höher, und dann noch etwas höher, bis es schließlich ganz oben ist. In jeder Position die Beckenbodenmuskeln anspannen, Stockwerk für Stockwerk nach innen ziehen, 6 bis 10 Sekunden die Spannung halten, dann wieder lockerlassen.

Variation 2

Gleiche Ausgangsposition wie eben, jedoch dabei die Unterschenkel nicht auf dem Hocker ablegen, sondern die Füße auf die vordere Hockerkante auflegen. Dann das Becken, wie oben, in Stufen anheben und jedes Mal die Beckenbodenmuskeln kräftig anspannen und wieder lockerlassen. Danach unbedingt eine Weile entspannt liegen bleiben und der Entspannung nachspüren. Entspannungsphasen sind immer wichtig.

Übung 17: Mit dem Handtuch

Legen Sie sich auf den Rücken, und stellen Sie die Fußsohlen auf die vordere Stuhlkante. Unterlagern Sie das
Becken mit einem Ballkissen, einem Redondo-Ball oder
einer Decke.

Halten Sie zwischen den Händen ein zusammengerolltes
Handtuch. Ziehen Sie dann das rechte Knie ein wenig
zum Bauch, und legen Sie das Handtuch darüber. Halten
Sie dabei das Handtuch mit den Händen rechts und links
fest.

Dann das rechte Knie gegen den Widerstand des Handtuchs nach oben in Richtung Decke drücken, wobei das
Becken im vorderen Teil ein wenig abheben darf. Gleichzeitig die Beckenbodenmuskeln anspannen und nach
innen ziehen. Während der Anspannung ausatmen oder

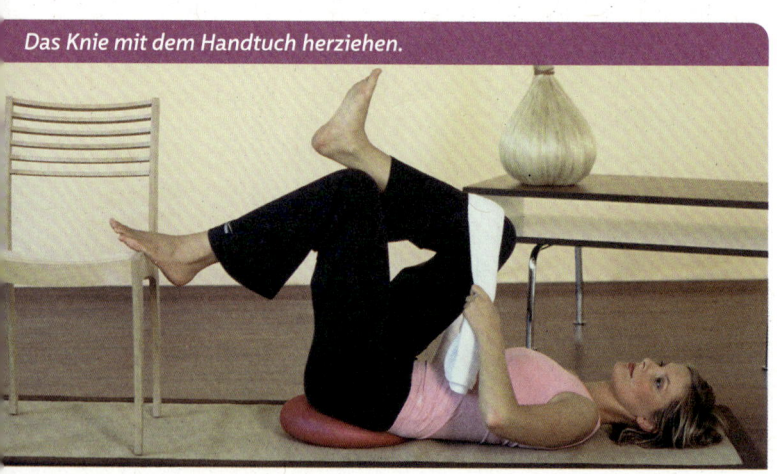

Das Knie mit dem Handtuch herziehen.

den Atem weiterfließen lassen, keinesfalls die Luft anhalten. Danach das Becken wieder entspannt ablegen und den Fuß gelöst aufstellen. Im Wechsel mit der anderen Seite üben. Jede Seite 2- bis 4-mal.

Variation

Beide Unterschenkel auf einem Hocker auflegen. Wenn Sie das Knie gegen das Handtuch nach oben drücken, heben Sie gleichzeitig das Becken leicht an. Dabei den Beckenboden fest anspannen. Beim Ablegen des Beckens und des Unterschenkels wieder entspannen. Aktivieren Sie während der Anspannung den »inneren Lift« (→ Seite 61).

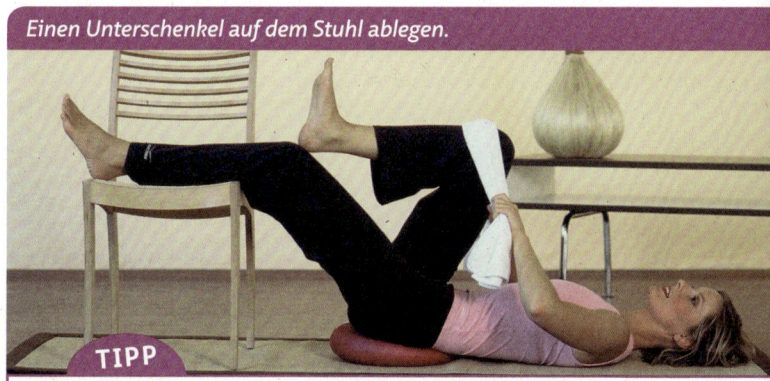

Einen Unterschenkel auf dem Stuhl ablegen.

TIPP

Diese Übung ist nicht ganz leicht, aber sehr wirkungsvoll. Achten Sie unbedingt darauf, dass der Atem frei weiterfließt, halten Sie ihn nicht an.

Übung 18: Beckenboden- und Bauchmuskeln

Diese intensive Übung ist eher etwas für Geübte.
Legen Sie sich auf den Rücken, und stellen Sie die Füße
auf die Vorderkante eines Hockers. Unterlagern Sie das
Becken mit einer Decke, einem Ballkissen oder einem
Redondo-Ball. Legen Sie ein Handtuch oder Thera-Band
über die rechte Fußsohle, und halten Sie die Enden über
dem Rumpf fest.

Strecken Sie das rechte Bein senkrecht nach oben,
sodass die Fußsohle zur Decke zeigt. Die Zehenspitzen
ziehen Sie nach unten in Richtung Bauch. Spannen Sie
jetzt die Beckenbodenmuskeln kräftig an. Dann die Fußsohle des rechten Fußes nach oben gegen das Handtuch
oder Thera-Band in Richtung Decke drücken. Das Becken
hebt dabei leicht mit an. Halten Sie die Spannung 6 bis 10 Sekunden, dann entspannen. Abwechselnd mit der anderen Seite üben. Jede Seite 2- bis 4-mal üben.

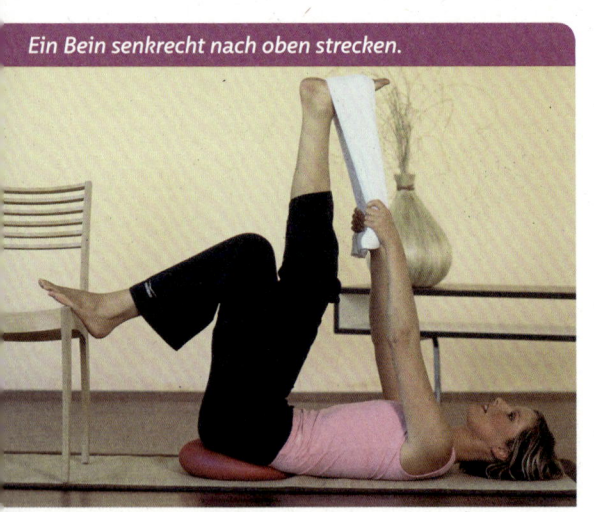

Ein Bein senkrecht nach oben strecken.

Übung 19: An der Wand

Legen Sie sich vor eine Wand, und stützen Sie die Fußsohlen an der Wand ab. Zwischen Ober- und Unterschenkel sollte etwa ein rechter Winkel bestehen. Unterlagern Sie das Becken mit einem Ballkissen, Redondo-Ball oder einer dicken Decke.

Drücken Sie die Fersen fest gegen die Wand, heben Sie das Becken nur im vorderen Teil etwas an, und spannen Sie dabei den Beckenboden kräftig an, indem Sie ihn tief in sich hineinziehen.

Die Spannung 6 bis 10 Sekunden halten, dann lockerlassen und entspannen.

Die Übung 4- bis 6-mal wiederholen.

Variation

Noch intensiver: Atmen Sie während der Anspannungsphase aus, und ziehen Sie den Beckenboden Stockwerk für Stockwerk nach innen. Beim Einatmen entspannen.

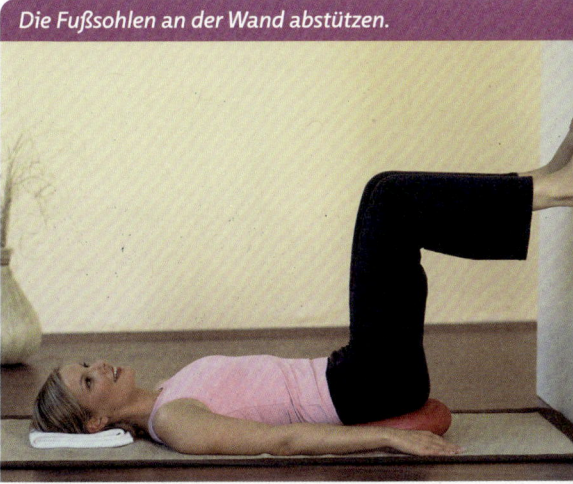

Die Fußsohlen an der Wand abstützen.

Übung 20: Den Beckenboden anheben

Legen Sie sich vor eine Wand, und stützen Sie die Fußsohlen an der Wand ab. Unterlagern Sie das Becken mit einem Ballkissen oder einer zusammengerollten Decke.

Drücken Sie die Fersen gegen die Wand, und spannen Sie die Beckenbodenmuskeln kräftig an. Heben Sie nun den vorderen Teil des Beckens ein wenig an.

Halten Sie die Spannung 6 bis 10 Sekunden, dann legen Sie das Becken gelöst ab und entspannen einen Moment. Die Übung 4- bis 6-mal wiederholen.

Variation

Das Becken wieder leicht anheben, dann abwechselnd ein Knie in Richtung Bauch ziehen und die gegengleiche Hand von vorn gegen das Knie drücken. Dabei den Beckenboden anspannen.

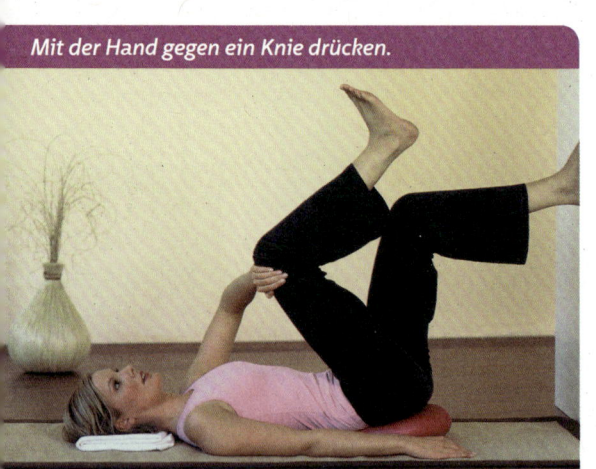
Mit der Hand gegen ein Knie drücken.

Übung 21: Entspannen und kräftigen

Legen Sie sich auf den Boden, und stellen Sie die Beine auf. Legen Sie einen Redondo-Ball unter das Becken, und lassen Sie das Becken gut darauf aufliegen. Die Arme liegen ganz bequem neben dem Körper.

Ziehen Sie dann beide Knie zum Bauch, und atmen Sie einfach nur bewusst zum Bauch und Beckenboden hin ein und aus. Konzentrieren Sie sich ganz auf Ihren tiefen Atem zum Beckenboden hin, und lassen Sie diesen sowie das gesamte Becken angenehm entspannt sein.

Genießen Sie diese wunderbar entspannende Position. Nach einiger Zeit stellen Sie die Füße auf dem Boden ab und spüren nach.

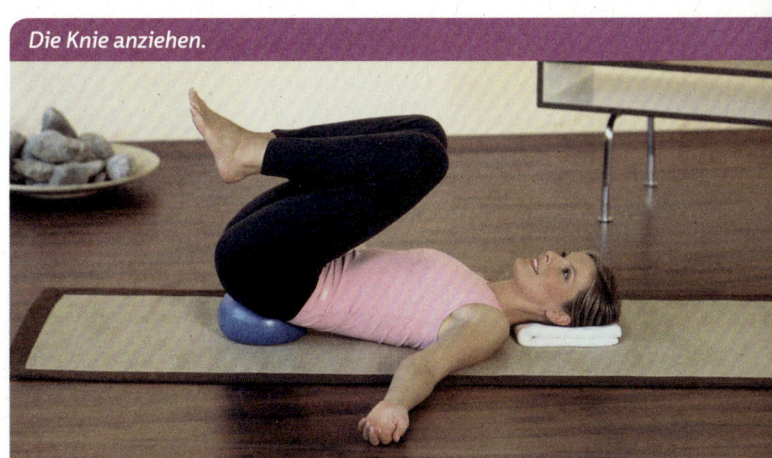

Die Knie anziehen.

Übungen in Seiten- und Bauchlage

Neben der Rückenlage ist auch die Seitenlage bequem, weil das Körpergewicht an den Boden abgegeben wird.

Übung 1: In Seitenlage mit Ball

Legen Sie sich auf die rechte Seite, und ziehen Sie die Knie in Richtung Brustkorb an, sodass Unter- und Oberschenkel etwa einen rechten Winkel bilden. Legen Sie den Kopf bequem auf dem rechten gestreckten Oberarm ab. Die linke Hand locker vor dem Brustkorb aufstellen. Strecken Sie nun das linke Bein aus, und legen Sie unter das angezogene rechte Knie einen weichen Ball oder ein festes Kissen.

Atmen Sie zuerst einige Male gelöst zum Beckenboden hin ein und aus, sodass der Muskel mit genügend Sauerstoff versorgt wird. Drücken Sie dann das Knie nach unten gegen den Ball oder das feste Kissen. Gleichzeitig

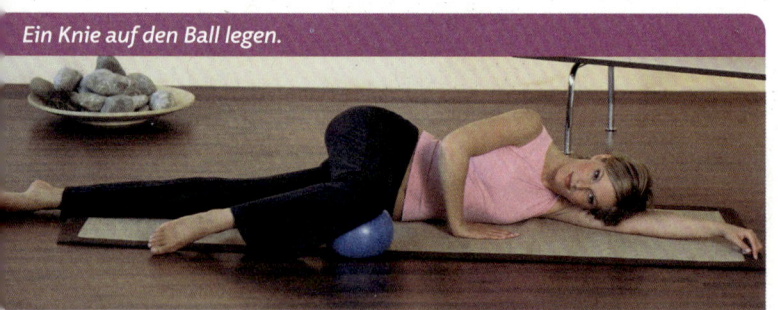

Ein Knie auf den Ball legen.

die Beckenbodenmuskeln anspannen, zusammenkneifen und nach innen oben ziehen.
Halten Sie die Spannung 6 bis 10 Sekunden, dann wieder
entspannen. Übung 2- bis 4-mal wiederholen, dann
umdrehen und auf der anderen Seite üben.

Variation 1

Beim Einatmen alle Muskeln entspannt sein lassen, auch
die des Beckenbodens. Beim Ausatmen die Beckenbodenmuskeln so kräftig wie möglich anspannen, so als ob
Sie sie in den Körper hineinsaugen wollten.

Variation 2

Gleiche Ausgangslage wie zuvor, die Knie eventuell etwas
höher ziehen. Die rechte Hand oder einen Redondo-Ball
zwischen die Knie legen. Drücken Sie jetzt mit beiden
Knien diese Hand oder den Ball zusammen, spannen Sie
die Beckenbodenmuskeln an, und atmen Sie dabei aus.
Entspannen Sie wieder beim Einatmen.

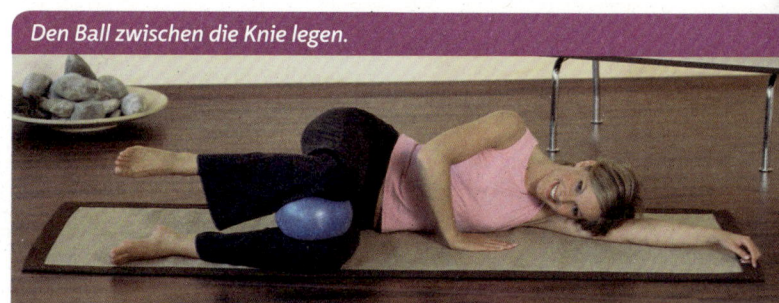

Den Ball zwischen die Knie legen.

Übung 2: In Bauchlage mit überkreuzten Fußgelenken

Legen Sie sich auf den Bauch, und achten Sie darauf, dass Sie die Halswirbelsäule nicht abknicken. Legen Sie die Stirn bequem auf die Hände. Schlagen Sie die Beine übereinander, und überkreuzen Sie die Fußgelenke. Drücken Sie die Fußaußenkanten gegeneinander, und spannen Sie den Beckenboden an. Diese Anspannung einige Atemzüge lang halten und dabei gelöst weiteratmen. Danach entspannen und auch die Beine entspannt nebeneinander legen. Üben Sie wechselseitig, jede Seite 2- bis 4-mal.

Variation

Stellen Sie die Zehen des unteren Fußes auf dem Boden auf. Sie werden wahrnehmen, dass sich dadurch die Anspannung vor allem im hinteren Beckenbodenbereich noch mehr verstärkt. Dies ist vom After bis zum Kreuzbein deutlich zu spüren.

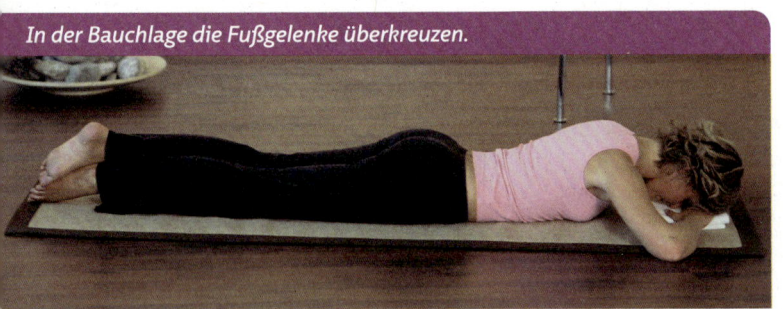

In der Bauchlage die Fußgelenke überkreuzen.

Übung 3: Kräftigung des hinteren Beckenbodenmuskels

Legen Sie sich auf den Bauch, und legen Sie die Hände unter die Stirn. Heben Sie dann die Unterschenkel an, und lassen Sie die Fußsohlen nach oben zur Decke zeigen.

Überkreuzen Sie dann die Fußgelenke, und drücken Sie die Fußaußenkanten gegeneinander. Während dieser Anspannung auch den Beckenboden kräftig anspannen und in allen Schichten nach innen ziehen. Sie werden spüren, dass bei dieser Übung besonders der hintere Beckenbodenmuskel angespannt und gekräftigt wird. Halten Sie die Spannung 6 bis 10 Sekunden, dann lockerlassen.

Die Übung 4- bis 6-mal wiederholen, und den Atem gelöst fließen lassen.

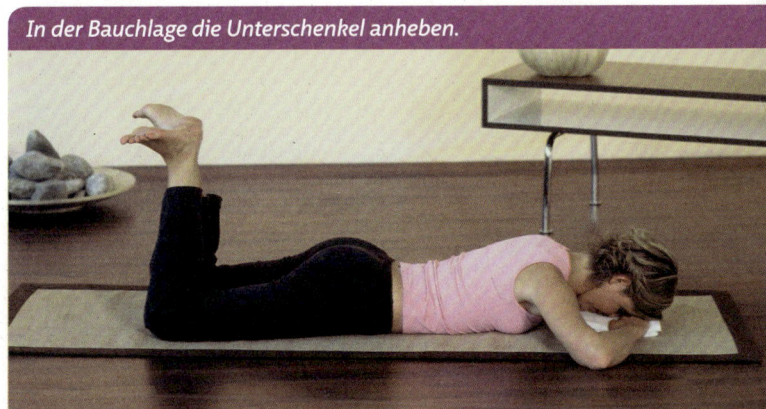

In der Bauchlage die Unterschenkel anheben.

Übungen im Sitzen und im Vierfüßlerstand

Spüren Sie die Kraft des Beckenbodens in verschiedenen Sitzhaltungen sowie auf den Knien. Der Beckenboden ist die Wurzel der Wirbelsäule und des Rückens. Spüren Sie ganz besonders die Entspannung des Rückens und des Beckenbodens im Vierfüßlerstand mit aufgestützten Unterarmen.

Im Sitzen ist der Beckenboden belasteter als im Liegen, jedoch etwas weniger belastet als im Stehen. Man kann auf dem Boden sitzen, entweder mit lang ausgestreckten oder angezogenen Beinen. Für den Rücken ist es im Allgemeinen besser, die Beine anzustellen. Auch der Schneidersitz ist zu empfehlen, wenn Sie keine Knie- oder Hüftprobleme haben.

Zum anderen gibt es auch ausgezeichnete Beckenbodenübungen, die man im Sitzen auf dem Hocker oder einem Stuhl ausführen kann. Diese können an besonders vielen Orten geübt werden. Manche sogar im Auto, Bus, Zug oder Flugzeug. Wer zu Hause einen großen Pezzi-Ball besitzt, kann viele der Übungen im Sitzen auch auf dem Ball ausführen. Die Basisübung, »Der innere Lift« (→ Seite 84 ff.), können Sie in sämtlichen Positionen und überall ausführen. Im Vierfüßlerstand ist der Beckenboden entlastet, und die Schwerkraft wirkt unterstützend.

Übung 1: Auf dem Po vor- und zurückrutschen

Setzen Sie sich aufrecht auf den Boden, und strecken Sie die Beine aus. Stützen Sie sich mit den Händen hinter dem Rücken ab. Achten Sie auf eine aufrechte Haltung, und konzentrieren Sie sich auf die Sitzbeinknochen, auf denen Sie sitzen. Achten Sie darauf, dass Sie nicht dahinter sitzen.

Atmen Sie zum Bauch und Beckenboden hin ein. Dann die Beckenbodenmuskeln anspannen, die Sitzbeinhöcker bewusst zusammenziehen und vom linken Sitzbeinhöcker her die linke Beckenseite ein wenig anheben und nach vorn schieben. Dabei hebt sich auch das rechte Knie ein wenig an, beim Absetzen streckt sich das Bein wieder. Während dieser Bewegung und Anspannung ausatmen.

Dann die gleiche Übung mit der anderen Seite ausführen.

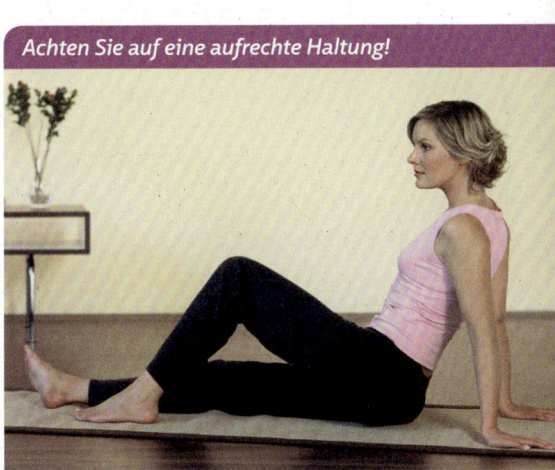

Achten Sie auf eine aufrechte Haltung!

Übung 2: Oberschenkel und Beckenboden anspannen

Setzen Sie sich auf den Boden, und stellen Sie die Beine auf. Der Rücken ist dabei aufrecht bis zum Hinterkopf. Stützen Sie sich mit den Händen hinter dem Rücken ab, wobei die Fingerspitzen nicht zum Rücken zeigen. Legen Sie einen Redondo-Ball zwischen die Knie.

Atmen Sie zuerst zum Bauch und Beckenboden hin gelöst ein. Dann während der langsamen Ausatmung den Ball etwas zusammendrücken und die Sitzbeinknochen zusammenziehen sowie die Beckenbodenmuskeln anspannen und nach innen ziehen. Stellen Sie sich dabei vor, dass der Hinterkopf nach oben in Richtung Decke schiebt. Die Übung 4- bis 6-mal im langsamen Atemrhythmus wiederholen.

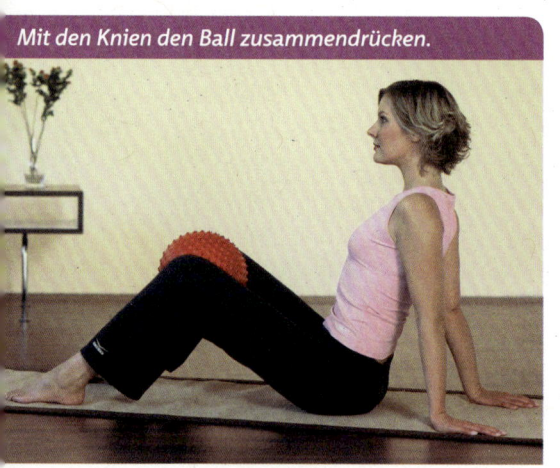

Mit den Knien den Ball zusammendrücken.

Variation

Während der Ausatmung und Anspannung das Knie leicht nach rechts bewegen. Beim Einatmen die Knie zur Mitte zurückführen. Dann die Bewegung zur anderen Seite ausführen.

Übung 3: Beckenboden und Bauchmuskeln anspannen

Setzen Sie sich aufrecht auf einen Stuhl, und nehmen Sie ein Thera-Band in beide Hände. Legen Sie das Band um das rechte Knie, und atmen Sie ein. Beim Ausatmen dieses Knie mit dem Thera-Band etwas hochziehen. Dabei die Beckenboden- und Bauchmuskeln kräftig anspannen und nach innen ziehen. Beim Einatmen das Bein wieder abstellen und den Atem in die Tiefe zum Bauch und Beckenboden hin fließen lassen. Die Übung 2- bis 4-mal wiederholen. Wechselseitig üben.

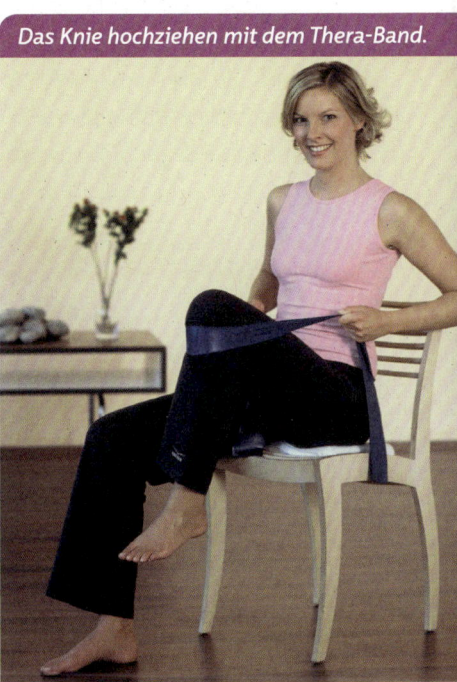

Das Knie hochziehen mit dem Thera-Band.

Variation

Halten Sie die Thera-Band-Enden mit beiden Händen fest. Legen Sie es um die rechte Fußsohle, und ziehen Sie das Knie in Richtung Bauch. In dieser Position ausatmen und den Beckenboden anspannen. Beim Einatmen das Bein gegen das Thera-Band nach vorn strecken.

Übung 4: Mobilisieren Sie Ihre Wirbelsäule

Setzen Sie sich mit gestreckten Beinen auf den Boden, und stützen Sie sich hinten mit den Händen ab. Der Rücken ist aufrecht. Das rechte Bein aufstellen, den rechten Fuß über das linke Bein führen und neben dem linken Knie (außen) aufstellen. Legen Sie die linke Hand an die Innenseite des rechten Knies, und stützen Sie die rechte Hand hinten auf. Atmen Sie gelöst ein.

Dann die Beckenbodenmuskeln anspannen und die Hand mit dem Handteller gegen das rechte Knie drücken, dabei langsam ausatmen. Ziehen Sie den Bauchnabel nach innen. Stellen Sie sich außerdem vor, das Schambein nach oben in Richtung Rippen ziehen zu wollen. Der untere Rücken darf sich dabei leicht runden. Spüren Sie die Anspannung in den Bauch- und Beckenbodenmuskeln. Richten Sie den Rücken zum gelösten Einatmen wieder auf. Üben Sie zuerst 4-mal zu dieser Seite, dann kurz entspannt nachspüren, anschließend zur anderen Seite ebenfalls 4-mal üben.

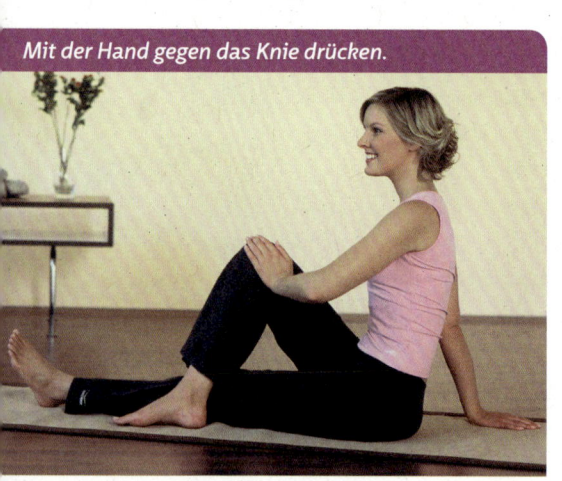

Mit der Hand gegen das Knie drücken.

Übung 5: Im Schneidersitz

Setzen Sie sich auf ein Ballkissen in den Schneidersitz.
Achten Sie auf eine aufgerichtete Wirbelsäule. Der
Hinterkopf befindet sich mit dem Rücken auf einer Linie.
Stützen Sie die Hände seitlich ab. Dann die Knie zunächst
schwer nach außen sinken lassen und entspannt zum
Beckenboden hin ein- und ausatmen. Schaukeln Sie
dabei mit dem Becken auf dem Ballkissen locker hin und
her, und lassen Sie den Atem einfach fließen.
Nach einer Weile legen Sie die linke Hand an die Innenseite des rechten Knies. Beim Ausatmen drücken Sie
dann die Hand gegen das Knie und spannen dabei den
Beckenboden an. Ziehen Sie ihn nach innen oben. Beim
Einatmen alles wieder lockerlassen und die Hand zurückführen. Danach die linke Hand an das rechte Knie legen
und wieder dagegen-
drücken. Wie oben den
Beckenboden beim Aus-
atmen anspannen und
nach innen oben ziehen.
Beim Einatmen wieder
alles lockerlassen. Mit
jeder Seite 2- bis 4-mal
üben. Danach locker
und gelöst mit dem
Becken auf dem Ball-
kissen hin- und her-
schaukeln.

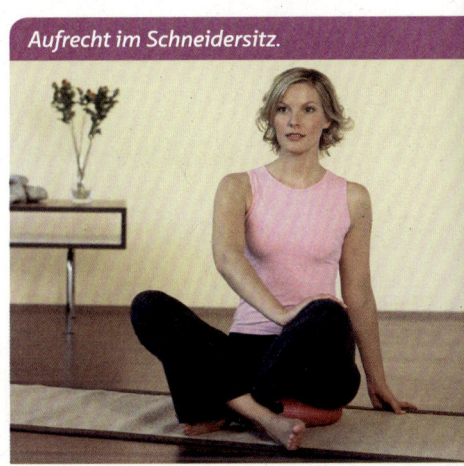

Aufrecht im Schneidersitz.

Übung 6: Katzenbuckel

Knien Sie sich auf eine zusammengerollte Decke auf den Boden, und lassen Sie die Knie hüftbreit auseinanderstehen. Stützen Sie die Hände genau unter den Schultern ab, und lassen Sie die Fingerspitzen leicht nach innen zeigen. Machen Sie den Rücken zuerst ganz gerade, und atmen Sie währenddessen ein.

Dann ausatmen und den Rücken rund machen (Katzenbuckel), den Kopf dürfen Sie dabei entspannt hängen lassen. Spannen Sie dabei die Beckenboden- und Bauchmuskeln bewusst an, und ziehen Sie sie nach innen, während Sie den Atem langsam durch die Lippen ausströmen lassen. Danach die Beckenboden- und Bauchspannung lösen, den Rücken wieder gerade machen und den Atem entspannt einströmen lassen.

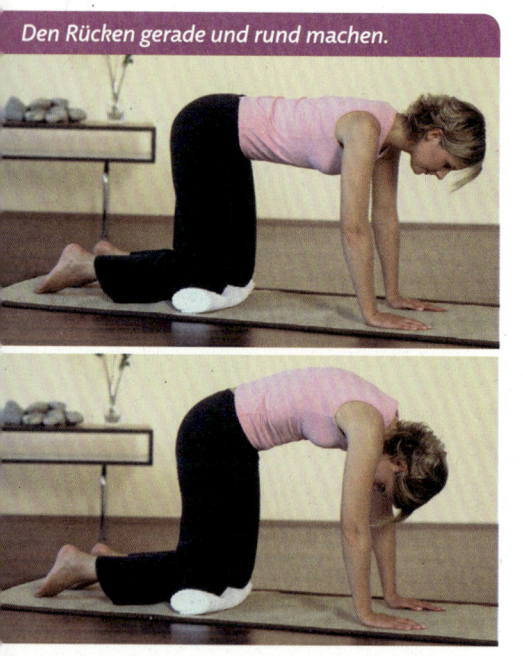

Den Rücken gerade und rund machen.

Übung 7: Im Unterarmstütz

Begeben Sie sich auf die Knie, und legen Sie dieses Mal die Unterarme auf dem Boden auf. Die Ellenbogen stehen unter den Schultern, die Unterarme liegen parallel zueinander. Die Hände stehen mit der Kleinfingerseite auf. Die Daumen zeigen nach oben. Der Hinterkopf befindet sich in einer Linie mit dem Rücken.
Stellen Sie die Zehen auf, und atmen Sie gelöst ein.
Dann ausatmen und die Beckenboden- und Bauchmuskeln kräftig anspannen, dabei die Knie ein wenig (etwa 10 Zentimeter) vom Boden anheben.
Beim Einatmen die Knie wieder senken und die Anspannung loslassen.
Die Übung 4- bis 6-mal wiederholen.

Variation 1

Zusätzlich einen Ball zwischen die Knie klemmen und die Übung ausführen.

Variation 2

Wippen Sie ein wenig mit den Knien auf und ab, während Sie die Beckenbodenspannung halten.

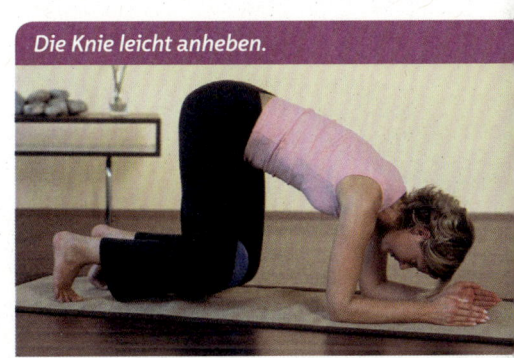

Die Knie leicht anheben.

Übung 8: Das Becken schaukeln

Legen Sie ein Ballkissen auf einen Stuhl, und setzen Sie sich aufrecht darauf. Die Hände liegen bequem auf den Oberschenkeln. Stellen Sie sich vor, die Sitzbeinknochen in den Stuhl zu drücken, während der Kopf wie die Blüte auf einem Stängel königlich nach oben schwebt. Der Rücken und die Wirbelsäule sind aufrecht. Die Knie stehen hüftbreit auseinander, und die Füße stehen mit den ganzen Sohlen auf. Die Schultern hängen nicht nach vorn, sondern befinden sich über den Hüftgelenken. Der Kopf thront auf der Halswirbelsäule, und der Scheitel des Kopfes zieht nach oben in Richtung Decke.

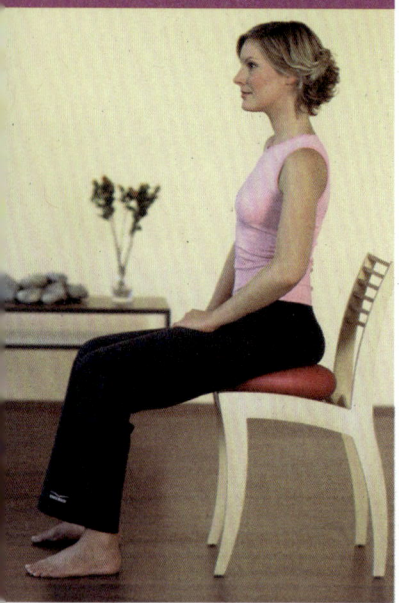

Mit dem Becken kreisen und schaukeln.

Kreisen Sie nun zuerst einige Male mit dem Becken über dem Ballkissen rechts-, dann linksherum. Lassen Sie den Atem fließen, und konzentrieren Sie sich nur auf das Becken und den Beckenboden.

Schaukeln Sie danach mit dem Becken einige Male auf dem Ballkissen hin und her. Konzentrieren Sie sich dabei wieder auf den Beckenboden und auch die Sitzbeinknochen. Anschließend das Becken gelöst und entspannt vor- und zurückschaukeln. Nach einer Weile bleiben Sie so sitzen, dass das Becken nach vorn gerichtet ist und Sie über dem vorderen Beckenbodenmuskel sitzen. Spannen Sie dort kräftig an, und halten Sie die Anspannung 6 bis 10 Sekunden. Danach in der aufrechten Position entspannen und nachspüren.

Schaukeln Sie anschließend das Becken etwas nach hinten, sodass das Gewicht über den hinteren Beckenbodenmuskel verlagert wird und Sie diesen dadurch besser spüren können. Spannen Sie nun auch den hinteren Muskel 6 bis 10 Sekunden an. Danach die Spannung lösen und sich wieder in die aufrechte Position begeben. Entspannen und nachspüren. Beim Entspannen können Sie das Becken auch leicht und locker auf dem Ballkissen kreisen oder schaukeln.

TIPP

Achten Sie bei allen Übungen im Sitzen immer auf eine gute, aufrechte Ausgangsstellung bzw. Sitzhaltung (→ Seite 56). Spüren Sie immer zuerst Ihre Sitzbeinhöcker, auf denen Sie sitzen, und nehmen Sie den Beckenboden zwischen diesen sowie zwischen dem Schambein und Steißbein wahr.

Übung 9: Für die tiefen Bauchmuskeln

Setzen Sie sich auf einen Stuhl. Wenn Sie wollen, legen Sie ein Ballkissen auf dessen Sitzfläche. Beugen Sie den geraden Rücken leicht nach vorn, und legen Sie beide Hände auf die Knie.

Atmen Sie zuerst gelöst ein. Dann die rechte Hand nach unten gegen das rechte Knie drücken, gleichzeitig die rechte Ferse vom Boden abheben und das Knie nach oben drücken. Konzentrieren Sie sich dabei auf den Beckenbodenmuskel, spannen Sie diesen kräftig an, als ob Sie ihn in sich hineinsaugen wollen.

Die Spannung so lange halten, wie Sie ausatmen können. Danach Ferse und Knie wieder senken, alles entspannen und den Atem gelöst kommen lassen. Anschließend die gleiche Übung mit der linken Seite ausführen. Abwechselnd mit jeder Seite 2- bis 4-mal üben.

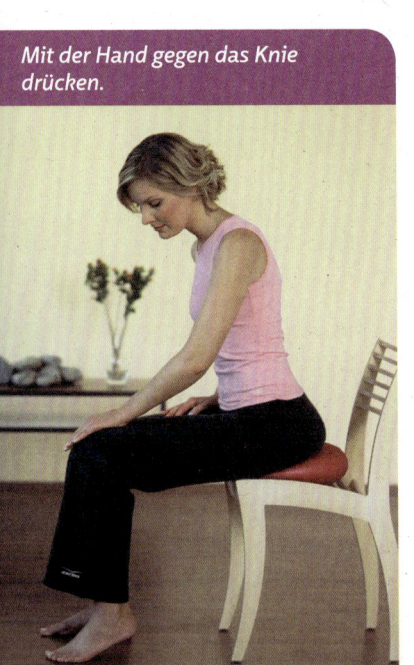

Mit der Hand gegen das Knie drücken.

Übung 10: Innere Oberschenkel- und Beckenbodenmuskeln

Setzen Sie sich aufrecht auf einen Stuhl, und halten Sie die Knie hüftbreit auseinander. Die Fußspitzen zeigen nach vorn. Legen Sie beide Hände an die Innenseiten der Knie.

Atmen Sie gelöst zum Bauch und Beckenboden hinab ein und aus. Die Knie gegen die Hände nach innen drücken. Gleichzeitig den Beckenboden kräftig anspannen und nach innen oben saugen.

Halten Sie diese Spannung 6 bis 10 Sekunden, und atmen Sie dabei gelöst weiter. Dann die Spannung in den Muskeln loslassen und der Übung einen Moment nachspüren.

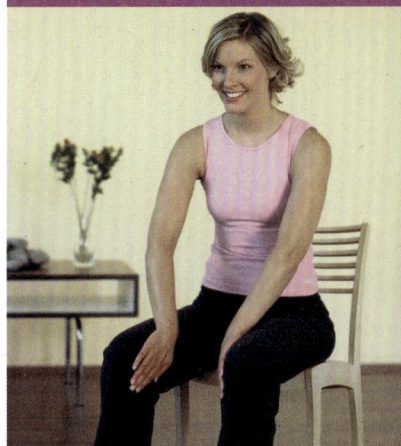

Beide Knie etwas gegen den Widerstand der Hände drücken.

TIPP

Achten Sie unbedingt darauf, dass Sie den Atem nicht anhalten und dass Sie nicht NUR die Oberschenkelmuskeln anspannen. Diese sollen nur unterstützend wirken.

Übung 11: Kräftigung des Beckenbodens

Setzen Sie sich aufrecht auf das vordere Drittel eines Stuhls. Schlagen Sie die Beine übereinander, sodass sich zunächst der rechte Oberschenkel über dem linken befindet. Legen Sie beide Hände übereinander auf den rechten Oberschenkel. Den Rücken dabei unbedingt gerade halten.

Drücken Sie dann beide Hände nach unten gegen die Oberschenkel, und spannen Sie die Beckenbodenmuskeln so stark wie möglich an. Ziehen Sie sie weit nach innen oben. Achten Sie darauf, dass Sie nicht die Schultern nach oben ziehen, sondern ebenfalls nach unten drücken. Den Nacken lang machen und nach oben schieben.

Die Anspannung 6 bis 10 Sekunden halten und dabei ausatmen. Beim Entspannen einatmen. Üben Sie 2- bis 4-mal, und wechseln Sie dabei jedes Mal die Beinstellung, sodass sich beim zweiten Mal der linke Oberschenkel auf dem rechten befindet.

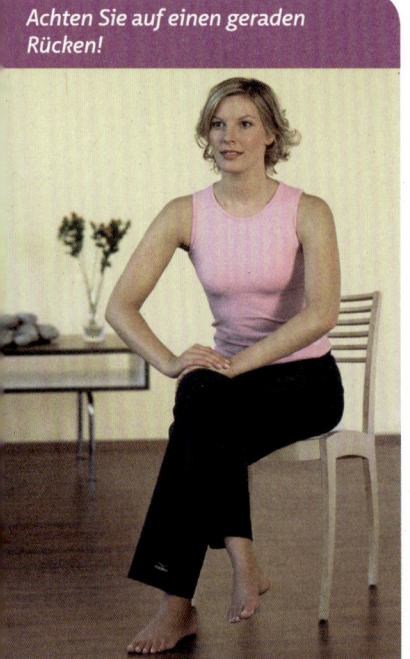

Achten Sie auf einen geraden Rücken!

Übung 12: Oberschenkel- und Beckenbodenmuskeln

Setzen Sie sich aufrecht auf einen Stuhl, und klemmen Sie einen Ball zwischen die Knie. Achten Sie darauf, dass der Rücken während der Übung aufrecht bleibt. Die Hände liegen gelöst auf den Oberschenkeln.

Atmen Sie durch die Nase ein, und stellen Sie sich dabei vor, dass Sie zum Bauch und Beckenboden hinab einatmen. Dann langsam durch die Lippen die Luft loslassen und dabei den Ball mit den Knien zusammendrücken. Gleichzeitig die Beckenbodenmuskeln anspannen und nach innen oben ziehen. Versuchen Sie so lange wie möglich auszuatmen und auch die Spannung im Beckenboden so lange wie möglich zu halten. Die Übung 4- bis 6-mal wiederholen.

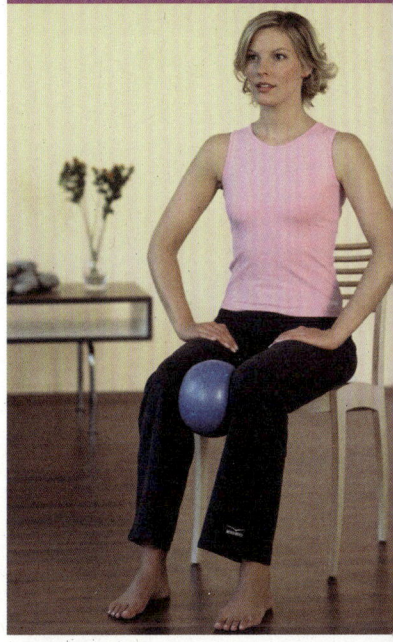

Den Ball mit den Knien leicht zusammendrücken.

Variation

Legen Sie den Ball zwischen die Füße und die Hände an die Innenseiten der Knie. Dann Übung wie oben.

Übungen im Stehen

Gerade im Stehen können Übungen gut zwischendurch im Alltag integriert werden, egal ob im Büro oder zu Hause.

Übung 1: Für zwischendurch

Um das Gleichgewicht leichter halten zu können, können

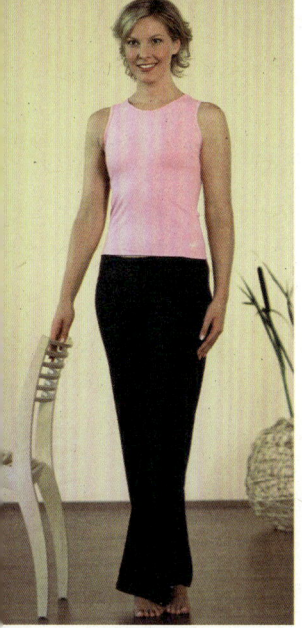

Eine ideale Übung für jede Gelegenheit.

Sie sich bei dieser Übung an einer Stuhllehne oder Wand festhalten. Achten Sie auf einen aufrechten Rücken und eine gerade Kopfhaltung. Beide Beine und Fußgelenke überkreuzen. Dies kann die Beckenbodenanspannung unterstützen, sodass es leichter fällt, diese zu lokalisieren und anzuspannen.

Atmen Sie ganz gelöst zum Bauch und Beckenboden hin ein. Danach langsam ausatmen, dabei die Beckenbodenmuskeln kräftig anspannen und (wie ein Lift) hochziehen. So lange wie möglich ausatmen.

Die Übung 2- bis 4-mal wiederholen. Lockern und schütteln Sie dann zuerst die Beine etwas aus. Danach die Beine und Füße andersherum überkreuzen und die Übung wiederholen.

Übung 2: Becken seitlich hochziehen

Stellen Sie sich vor eine geöffnete Tür oder vor einen Stuhl. Achten Sie auf eine aufrechte Haltung, und halten Sie sich mit den Händen an den Türschnallen einer geöffneten Tür oder an einer Stuhllehne fest.

Ziehen Sie die rechte Beckenhälfte und das rechte Bein nach oben in Richtung Rippen. Dabei hebt die rechte Ferse vom Boden ab. Spannen Sie den Beckenboden kräftig an, und ziehen Sie ihn nach oben innen. Hierbei wird automatisch die rechte Beckenbodenhälfte mehr angespannt.

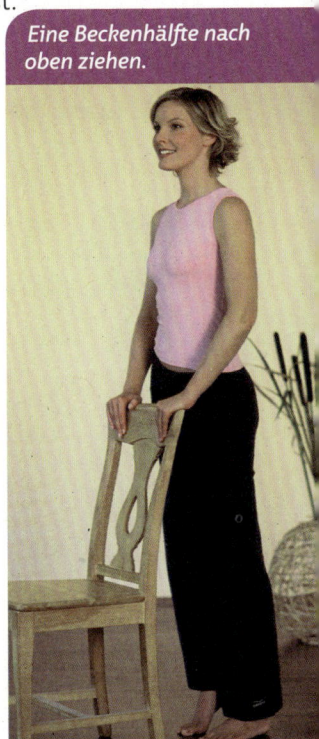

Eine Beckenhälfte nach oben ziehen.

Die Spannung 6 bis 10 Sekunden anhalten und den Atem fließen lassen oder einfach so lange wie möglich ausatmen. Danach das Bein und die Ferse senken und gelöst weiteratmen. Der Oberkörper und die Schultern bleiben dabei ruhig. Anschließend mit der anderen Seite üben. Jede Seite 2- bis 4-mal.

TIPP

Sie können diese Übung auch im Sitzen ausführen, indem Sie das Becken auf einer Seite in Richtung Rippen hochziehen.

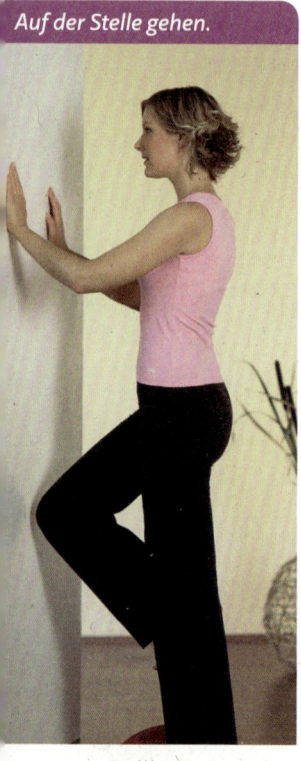

Auf der Stelle gehen.

Übung 3: Gehen auf dem Ballkissen

Stellen Sie sich auf ein luftgepolstertes Ballkissen. Am Anfang ist es empfehlenswert, dass Sie sich hinter eine Stuhllehne oder vor eine Wand stellen, damit Sie sich im Falle von Gleichgewichtsproblemen daran festhalten können.

Spannen Sie nun den Beckenboden kräftig beim Ausatmen an, und gehen Sie gleichzeitig auf der Stelle auf dem Ballkissen. Beim Einatmen die Beckenbodenspannung lösen, aber auf dem Ballkissen weitergehen. Gehen Sie auf dem Ballkissen 1 bis 3 Minuten, und beachten Sie dabei weiterhin: Beim Ausatmen den Beckenboden anspannen, beim Einatmen die Spannung lösen. Falls kein Ballkissen vorhanden ist, können Sie die Übung auch nur auf dem Boden machen.

TIPP

Das Ballkissen eignet sich sehr gut für Beckenbodenübungen. Gerade beim Gehen und Bewegen auf ihm werden die tiefen Muskeln besonders angesprochen.

Übung 4: Mit den Händen hochkrabbeln

Stellen Sie sich aufrecht vor eine Wand, und legen Sie die Hände etwa in Schulterhöhe an die Wand. Der Blick ist geradeaus gerichtet. Heben Sie sich in den Zehenstand, und krabbeln Sie mit den Händen an der Wand nach oben, bis die Arme gestreckt sind. Atmen Sie dabei langsam ein.

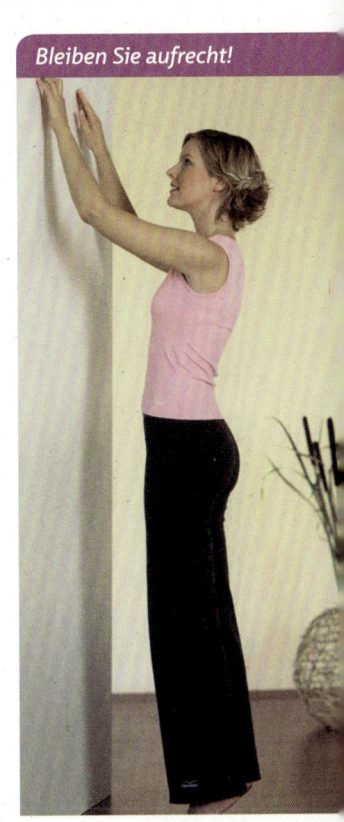

Bleiben Sie aufrecht!

Beim Ausatmen die Hände nach unten krabbeln lassen, die Knie leicht beugen und den Beckenboden kräftig anspannen. Zum Schluss ausatmend mit den Knien in ganz kleinen Bewegungen nachwippen. Der Rücken bleibt dabei gerade und aufrecht und der Beckenboden angespannt. Beim Einatmen die Knie wieder strecken, und die Arme an der Wand nach oben schieben. Der Oberkörper bleibt während der Ein- und Ausatemphase aufrecht. Die Übung 4- bis 6-mal wiederholen.

Variation

Stellen Sie sich auf ein Ballkissen, das vor einer Wand liegt, und führen Sie die Übung wie zuvor beschrieben aus.

Übung 5: Fußschaukel auf dem Ballkissen

Nehmen Sie die gleiche Ausgangsstellung wie bei Übung 3 ein. Wenn Sie wollen, stützen Sie sich ein wenig an einer Stuhllehne oder Wand ab. Schaukeln Sie zuerst ein wenig aus den Fußgelenken heraus auf dem Ballkissen auf die Zehenspitzen und auf die Fersen, bis Sie mit dieser Bewegung vertraut sind. Heben Sie sich dann

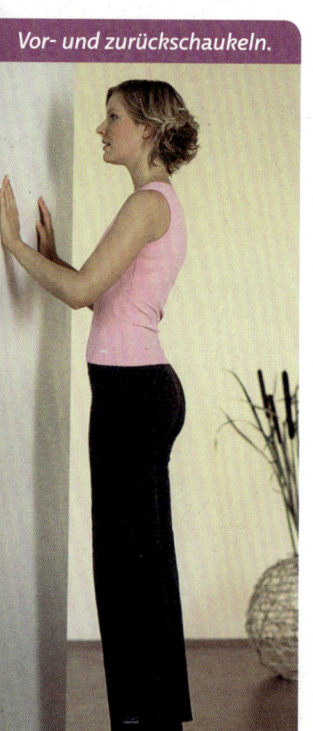

Vor- und zurückschaukeln.

auf dem Ballkissen in den Zehenstand hoch, und atmen Sie dabei ein. Danach die Fersen senken und vorn die Zehen hochziehen. Jetzt ausatmen und den Beckenboden kräftig anspannen und in sich hochziehen. Verharren Sie in dieser Position so lange, wie Sie ausatmen können. Der Beckenboden bleibt dabei angespannt.
Die Übung 4- bis 6-mal wiederholen. Danach die Beine und Füße gut auslockern.

Variation

Im fließenden Wechsel auf dem Ballkissen stehend das Gewicht vorn auf die Zehen und hinten auf die Fersen verlagern. Den Atem dabei fließen lassen.

Übung 6: Mit dem Fuß auf dem Stuhl

Stellen Sie den rechten Fuß auf die Sitzfläche eines Stuhles, einer Bank oder auf einen Baumstamm. Der Oberkörper ist aufrecht, und der Scheitel des Kopfes schiebt in Richtung Decke oder zum Himmel hinauf. Lassen Sie den linken Arm seitlich herabhängen, und winkeln Sie den rechten Unterarm an. Legen Sie die rechte Hand an die Innenseite des rechten Knies. Drücken Sie die Hand nun gegen das Knie, das festen Widerstand gibt. Gleichzeitig die Beckenbodenmuskeln so stark wie möglich anspannen und nach innen oben saugen. Dabei ausatmen, beim Lockerlassen einatmen. Oder einige Atemzüge lang die Beckenbodenspannung aushalten. Dann die Spannung lösen und das Bein entspannt auf den Boden stellen. Danach die gleiche Übung mit dem anderen Bein und der anderen Hand ausführen.

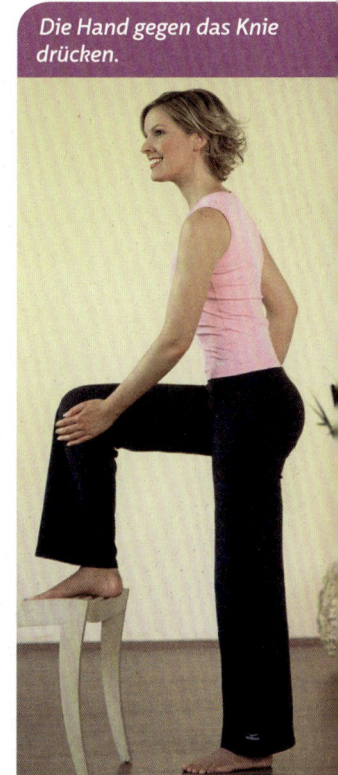

Die Hand gegen das Knie drücken.

Variation

Die Spannung so stark wie möglich aufbauen, und den Atem dabei langsam ausströmen lassen.

Übung 7: Rücken an der Wand

Stellen Sie sich mit dem Rücken vor eine Wand oder in einen Türrahmen. Wenn Sie sich in der freien Natur befinden, können Sie sich an einen Baum oder eine Hauswand stellen.

Stellen Sie die Füße einen Schritt weit von der Wand weg, und beugen Sie die Knie. Die Unterschenkel zeigen senk-

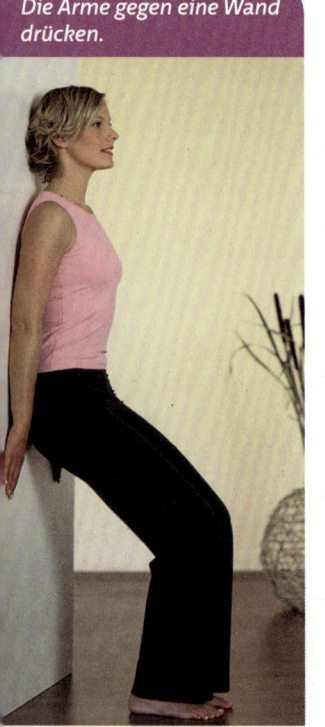

Die Arme gegen eine Wand drücken.

recht nach unten zum Boden hin, und die Füße stehen unter den Knien (nicht weiter hinten). Die Füße zeigen geradeaus. Achten Sie auf einen geraden Rücken und eine aufrechte Kopfhaltung.

Atmen Sie zum Bauch und Becken-boden hinab ein. Langsam ausat-men und dabei den Rücken gegen die Wand drücken, gleichzeitig die Beckenbodenmuskeln kräftig anspan-nen und nach innen oben ziehen.

So lange wie möglich durch die Lip-pen ausatmen und dabei die Muskel-spannung halten.

Die Übung 4- bis 6-mal wiederholen, danach die Beine auslockern. Die Seite wechseln.

Variation 1

Während der Anspannungsphase einen Fuß ein wenig weiter nach vorn stellen und die Ferse in den Boden drücken. Dadurch wird die Übung noch intensiver.

Variation 2

Drücken Sie beim Ausatmen den Rücken und die Arme nach hinten gegen die Wand. Ziehen Sie das linke Knie nach oben, spannen Sie dabei den Beckenboden kräftig an, und ziehen Sie ihn nach innen oben. Die Spannung so lange halten, wie Sie ausatmen können. Danach das Bein abstellen, gelöst einatmen und kurz entspannen. Dann die andere Seite. Jede Seite 2- bis 4-mal üben.

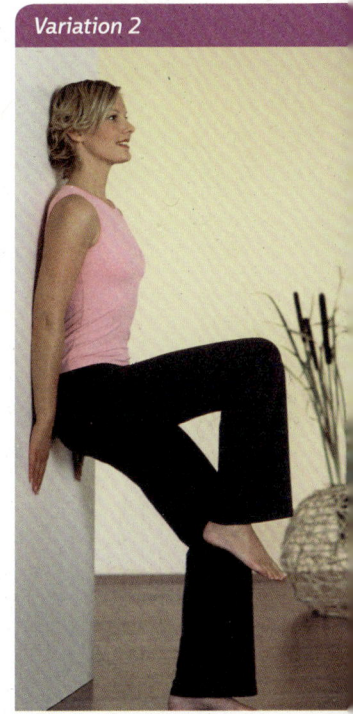

Variation 2

Variation 3

Das rechte Knie hochziehen und die linke Hand gegen dessen Innenseite drücken. Im Wechsel mit der anderen Seite üben.

Übung 8: Mit dem Ball an der Wand

Stellen Sie sich mit dem Rücken vor eine Wand, und legen Sie einen Redondo-Ball oder großen Noppenball zwischen die Wand und Ihren Rücken. Die Füße stehen einen Schritt von der Wand entfernt. Zur Lösung und Lockerung kreisen Sie zuerst etwas mit dem Becken über den Ball, einige Male rechts-, dann linksherum. Danach die Knie beugen und strecken, sodass der Rücken vom Ball angenehm massiert wird. Genießen Sie diese wunderbare Massage. Nach einer Weile beim Strecken der Knie einatmen. Beim Beugen der Knie ausatmen, den Beckenboden ganz kräftig anspannen und hochziehen. Die Spannung so lange halten, wie Sie ausatmen können, danach die Beine wieder strecken und gelöst einatmen. Die Übung mit jedem Knie 2- bis 4-mal ausführen.

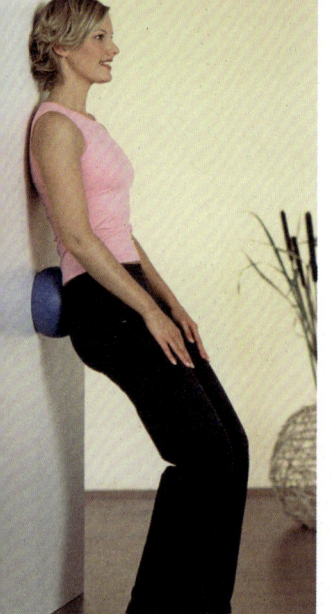

Mit dem Ball zwischen Rücken und Wand.

Variation

Verlagern Sie das Gewicht auf ein Bein. Drücken Sie dann die Ferse des anderen Beins in den Boden. Dabei die Beckenbodenmuskeln anspannen und nach innen ziehen. Wechselseitig üben.

Übungsregister

Register

Literaturverzeichnis

Corvin, Prof. Dr. med. Stefan/ Hammerl, Dr. med. Hauke: *Beckenbodentraining.* Audio-CD. Mankau 2017

Gotved, Helle: *Kräftiger Beckenboden – erfüllte Sexualität.* Trias 1999

Höfler, Heike: *Beckenboden: Kräftigen, Entspannen, Sensibilisieren.* BLV (7. Auflage) 2017

Klotz, Theodor: *Kein Spaß am Sex?* Trias 1998

Wolfram, Katharina: *Kraftzentrum Beckenboden.* Droemer Knaur 2001

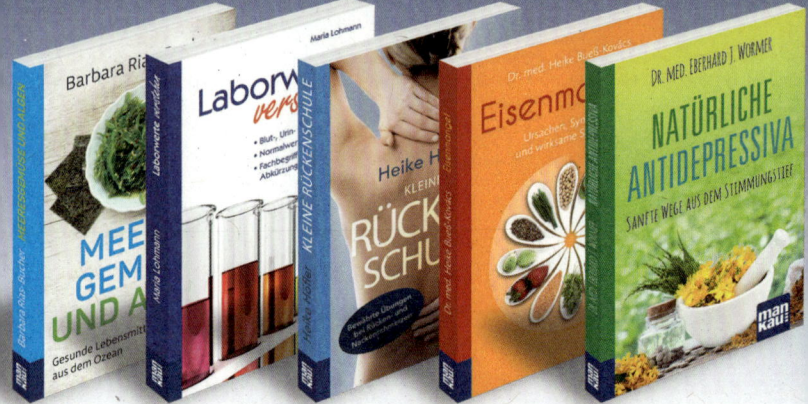

Auswahl aus unserer Kompakt-Reihe:

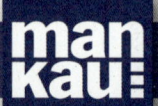